《是真的吗·常见病认知误区》丛书

名医正解脑血管病

主编 吴海琴

陕西新华出版传媒集团

陕西科学技术出版社

图书在版编目(C I P)数据

名医正解脑血管病 / 吴海琴主编. —西安：陕西科学
技术出版社，2015.7

（是真的吗·常见病认知误区）

ISBN 978 - 7 - 5369 - 6393 - 1

Ⅰ. ①名… Ⅱ. ①吴… Ⅲ. ①脑血管疾病—防治
Ⅳ. ①R743

中国版本图书馆 CIP 数据核字(2015)第 044802 号

《是真的吗·常见病认知误区》丛书

名医正解脑血管病

出 版 者	陕西新华出版传媒集团　陕西科学技术出版社	
	西安北大街 131 号　邮编 710003	
	电话(029)87211894　传真(029)87218236	
	http：//www.snstp.com	
发 行 者	陕西新华出版传媒集团　陕西科学技术出版社	
	电话(029)87212206　87260001	
印　　刷	陕西思维印务有限公司	
规　　格	787mm×1092mm　1/16	
印　　张	8	
字　　数	100 千字	
版　　次	2015 年 7 月第 1 版	
	2015 年 7 月第 1 次印刷	
书　　号	ISBN 978 - 7 - 5369 - 6393 - 1	
定　　价	25.00 元	

主 编 简 介

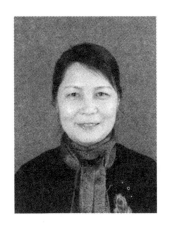

吴海琴，主任医师，教授，医学硕士，硕士研究生导师。现任西安交通大学第二附属医院神经病学系、神经内科主任，中国医师协会神经内科分会委员，陕西省医学会神经内科分会和科普分会副主任委员、西安市神经内科分会副主任委员，《国际核心期刊文摘·神经病学》编委、《中华医学实践杂志》常务编委。长期工作在临床一线，擅长于脑血管疾病、颅内感染、脊髓疾病、周围神经病等神经系统疾病的诊治。主要从事脑血管疾病基础及临床研究和老年相关疾病的研究，发表学术论文100余篇，主编和参编著作及科普书籍5部；主持国家自然科学基金面上项目2项；主持省部级项目4项；主持和参与国家"十一五"科技攻关项目、省、厅及校、院课题10余项。主持的"葛根素对缺血性脑损伤的保护作用研究"项目获陕西省教育厅科技成果二等奖及陕西省科技成果三等奖。注重教书育人，2011年获西安交大教师授课竞赛多媒体授课一等奖，2012年获西安交大"王宽诚育才奖"。发表教学论文10余篇。

前 言 Preface

　　脑血管病是危害人民健康的常见病和多发病,是致死和致残的严重疾病,已引起医学界和社会的高度重视和广泛关注。据世界卫生组织统计,在全世界有死因统计的 57 个国家中,死因为脑血管病的占前三位的就有 40 个国家,与之相关的残废估计达千分之六,给病人、家庭及社会都带来了沉重负担。世界卫生组织预计 2005－2015 年的 10 年间,我国因脑血管疾病所导致的经济损失超过 5000 亿美元,占整个国家医疗卫生投入的四分之一左右。

　　作为长期从事脑血管病防治工作的神经内科医生,经常能听到来自患者的太多的悔恨:为什么不多了解一些脑血管疾病知识呢? 在这些悔恨的言语里我们深深地认识到,长期以来我们对脑血管病知识的普及宣传很不够。据了解,目前老百姓获得脑血管病相关知识的主要渠道是电视、广播专栏节目,以及患者的口口相传,造成掌握知识不系统,甚至一知半解,形成了一些误区,影响了脑血管病的及时、有效防治。基于这样的现状,我们在临床工作之余,总结多年的临床实践经验,编写了这本册子,力求通过我们的努力帮助更多的人,特别是脑血管病患者及家属,系统了解相关知识,消除认识误区,正确对待脑血管病,用科学方法战胜脑血管病。

　　本册子的编写人员是长期从事脑血管病临床工作的专家。作者们精心总结梳理出了 100 个关于脑血管病的常见误区,涉及概念认识误区、检查认识误区、治疗认识误区、康复认识误区、预防认识误区及护理认识误区等。书中不仅列出了脑血管病认识上的常见误区，还针对这些误区给予正确的解释和忠告。编写过程中，作者们力求把专业性很强的脑血管病相关知识，用通俗易懂的语言来表达，让老百姓看得懂、接地气。因此，该书具有很强的可读性、实用性和专业性，特别适合广大患者及家属阅读，同时也可作为一线医务人员对广大群众实施健康教育的参考书。

需要特别指出的是，书中标题都是以错误的认知呈现的，其错误的原因及正确的认知在"正解与忠告"中得以诠释。

本书的编写得到了西安交通大学第二附属医院神经内科全体医护人员的支持和协助，在此一并感谢！由于我们水平有限，书中缺点和不足之处还望读者朋友不吝指正！

编　者

2014 年 7 月

目录 Contents

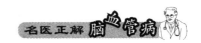

1 脑梗死就是脑中风

认知误区

脑梗死和脑中风是一回事,都是脑子出问题了,都应该到神经内科就诊,治疗上是一样的。

正解与忠告

脑血管疾病由于有多种分类,涉及到多个名称,很多患者不能准确认识这些名称相互间的联系和区别,将脑血管病、脑卒中、中风和脑梗死当成一个疾病是一种很常见的误解。其实急性脑血管病、脑卒中、中风是一回事,只是在现代医学和传统医学中的不同叫法,都是指由于急性脑循环障碍所致的局限性或全面性脑功能缺损综合征,也称为急性脑血管事件。脑卒中中的"卒"和"中"就是突然发病的意思,中医学上称之为中风,是因为这类疾病来势较快,病情险恶,变幻莫测,如同风一般善行多变。目前,我国将脑卒中按病理性质分为蛛网膜下腔出血、脑出血和脑梗死。

脑梗死,又称缺血性脑卒中、缺血性中风,是脑血管病的一个分类,是指各种原因所致的脑部血流供应障碍,导致脑组织缺血、缺氧坏死,而出现相应的神经功能缺损,是脑血管病最常见的类型,约占所有脑血管病的70%～80%。也正是如此高的发病率一定程度上导致很多人听到脑中风、脑卒中或脑血管病时,反映出来的就是脑梗死。

随着现代诊疗技术和影像学技术的不断发展,脑血管病的病理性质、病灶部位和大小很快就能够被诊断,更科学、描述更准确的命名方法将逐步取代上述的疾病名称。

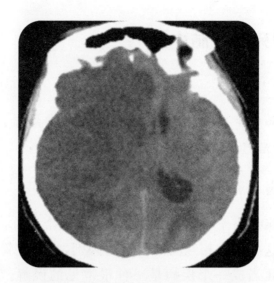

右侧大脑半球大面积脑梗死CT

2 脑供血不足就是脑卒中

脑梗死称为缺血性脑卒中,是指脑组织缺血所致的脑组织坏死,脑供血不足就是脑卒中。

正解与忠告

脑供血不足是指由于多种原因引起的以脑组织缺血为主要临床表现的综合征,是脑组织需血需氧与供血供氧之间的不平衡所导致的。临床上将脑供血不足分为急性和慢性,是老年人的常见病。主要病因是颈椎寰枢关节和颈5颈6关节错位,刺激椎动脉引起动脉血管腔狭窄或血管痉挛,通过的血流量减少,致使所供应的脑区发生供血不足;血流动力学障碍和某些原因造成的血液黏稠度增高,血流缓慢及血液成分的改变,也可发生脑供血不足,主要的临床表现有头晕、头胀,肢体麻木,站立不稳,乏力,嗜睡,还可伴有恶心呕吐等,每次发作时间较长,休息后可以好转,可以反复发作,头颅 CT 或磁共振检查无明显相关病灶。

实际上脑供血不足和脑梗死不管是发病机制还是临床表现都不一样,两者并不是同一疾病。脑供血不足不同于脑梗死的最大不同在于脑梗死存在病灶,有肢体瘫痪等功能丧失表现,而脑供血不足一般无病灶,但是症状持续时间较长,通过对症下药,对病因积极预防,可以减少发作,甚至不发作。

3 脑血管病对人类健康影响不如肿瘤大

认知误区

肿瘤是不可治的绝症,而脑血管病是可以治疗的,同时脑血管病发病率、病死率较肿瘤低,因而对人类健康的危害远小于肿瘤。

正解与忠告

随着我国经济发展及人口老龄化进程加速,我国疾病谱和死亡谱发生了很大的变化。目前在全世界,脑血管病是第一位的致残原因和第二位的致死原因,而在我国各种疾病的死亡率排序中,脑血管病已经超过肿瘤、冠心病跃居第一位。每年新发生脑血管病的人数约为 600 多万人,平均每 15 秒就有一例脑卒中新发病人,每 21 秒就有一人因脑卒中而死亡。目前我国脑血管病的年发病率仍以将近 9% 的速度上升。预计到 2030 年,我国 60 岁以上人口将达到 3 亿以上,而脑血管病首次发病者中约有 2/3 是 60 岁以上的老年人,脑血管病在我国的发展趋势不容乐观。

每年死于脑卒中的患者约 150 万人,存活的病人中,约有 75% 不同程度出现残疾,其中重度残疾患者约占 40%,他们将要终身承受半身不遂、手脚麻痹、语言障碍、痴呆等后遗症的痛苦,他们往往要面对躯体功能障碍、视力听力缺失、认知功能下降及人格情感改变等一系列神经功能的损害症状,还得承受疾病引起的沉重的心理负担。而越来越高的治疗费用也给家庭、社会和国家带来巨大的经济负担。据报道在我国,每年因脑血管病支出的费用将近300亿元,脑卒中已成为严重影响我国国计民生的公共卫生问题,给个人、家庭、社会带来了沉重的负担。所以我们要正确认识脑血管病的危害,并做好防治工作。

4 脑血管病是遗传病

认知误区

脑血管病是遗传病,父母若有脑血管病,子女也一定会得脑血管病。

正解与忠告

脑血管病有遗传倾向,但是并不是遗传病,它的发生受先天因素及后天因素的影响。研究表明单卵双胞胎的父母如有此类疾病,则他们发生脑卒中的机会要比一般人高6倍。在对高血压和脑卒中病因的研究中,环境因素作为外因,而遗传因素常作为内因之一已经引起重视,因为在同样不利环境因素下,有的人容易发生脑卒中,有的人则不发生,这就是人们常说的"遗传易感性"。

近年来,我国在有高血压、脑卒中家族史的血压正常者中,也发现若干遗传标记的存在,如葡萄糖耐量减低,收缩压、舒张压、心率、血浆中的去甲肾上腺素等都明显升高,血细胞膜离子转运也表现异常。在日常生活中可以发现高血压有明显的遗传因素,表现为具有先天遗传素质的人到了中年以后就容易发生高血压。同样,在脑卒中的患者中,遗传因素也较为明显。

因此,脑卒中发病受遗传因素的影响,主要是由于高血压、高血脂、肥胖等因素的遗传。对于有上述遗传倾向的人来说,及时有效的控制血压、血脂、体重等在正常范围,将有效的减低脑卒中的发病率。凡有脑卒中家族史的中年人应该注重自己体重与血压，为预防脑卒中要戒烟限酒、减肥。

5 脑梗死和腔隙性梗死是两个病

认知误区

脑梗死和腔隙性梗死是两个完全不同的疾病，脑梗死是一种很严重的疾病，需要治疗，而腔隙性梗死无所谓，基本上所有老年人都存在，不需要治疗。

正解与忠告

人们常说的脑梗即脑梗死，是缺血性脑卒中的一个统称，所有由于脑部血流不足导致的脑组织缺血缺氧出现的神经症状都称为脑梗死。目前，在我国按照脑梗死不同的发病机制和临床表现，将脑梗死分为脑血栓形成、脑栓塞和腔隙性脑梗死。脑梗死和腔隙性脑梗死(腔梗)是整体和部分的关系，脑梗死包括腔梗，腔梗是脑梗死的一部分。

腔隙性脑梗死，即我们常说的腔梗其实只是脑梗死的一个分类，是大脑半球或脑干深部的小穿通动脉，在长期高血压基础上，血管壁发生病变，最终管腔闭塞，导致缺血性微梗死，缺血、坏死和液化的脑组织由吞噬细胞移走形成空腔，即为腔隙性脑梗死。腔梗的特点是病灶多，病变小且深，有些小的病灶只有几毫米大小，最大病灶也不超过 2cm，再加之有些患者的病灶位于脑的相对静区，患者常常无明显的临床症状，很多患者都是通过体检行CT 或磁共振(MRI)检查才发现以前有腔隙性脑梗死的病灶。腔隙性脑梗死的病灶主要位于深部白质、基底节、丘脑和脑桥等部位，按这些部位缺损表现出来的临床症状，将腔隙性脑梗死分为20 余类，常见的有 5 类：纯运动性轻偏瘫、纯感觉性卒中、共济失调性轻偏瘫、构音障碍—手笨拙综合征和感觉运动性卒中。这类疾病虽然没有临床表现,但是提示患者存在脑血管病的基础,应该进行脑血管病危险因素的处理,可给予阿司匹林等预防性治疗。

6 脑血栓形成和脑栓塞是一个疾病的两个阶段

认知误区

脑血栓形成及脑栓塞是一个疾病的两个阶段,脑栓塞是脑血栓形成的继发病程。

正解与忠告

脑血栓形成和脑栓塞都属于缺血性脑卒中,两者是从发病机制上存在差异的两类疾病,更不是一般认为的脑栓塞是脑血栓形成的后期发展。脑血栓形成的主要病因是动脉粥样硬化和动脉炎,脑栓塞的主要病因是心源性和非心源性栓子脱落。

脑血栓形成是脑梗死最常见的类型,约占所有脑梗死的60%,是在各种原因引起的血管壁病变基础上,脑动脉主干或分支动脉管腔狭窄、闭塞或血栓形成,引起脑局部血流减少或供血中断,使脑组织缺血、缺氧性坏死,出现局灶性神经系统症状和体征。脑栓塞是指各种栓子随血流进入颅内动脉使血管腔急性闭塞,引起相应供血区脑组织缺血性坏死,约占脑梗死的20%。

此两类脑梗死的临床症状相似,有时难以区分。脑血栓形成病程长,常常在数小时甚至数日达到病程高峰,且有先兆症状,而脑栓塞起病急,多在数分钟内就达到病程高峰,少见有先兆症状;脑血栓形成多在安静及睡眠时发作,脑栓塞发病多在运动或情绪波动剧烈时;脑血栓形成的患者多有高血压,动脉粥样硬化,糖尿病等病史,脑栓塞的患者多有心脏病病史及外伤、手术史等。

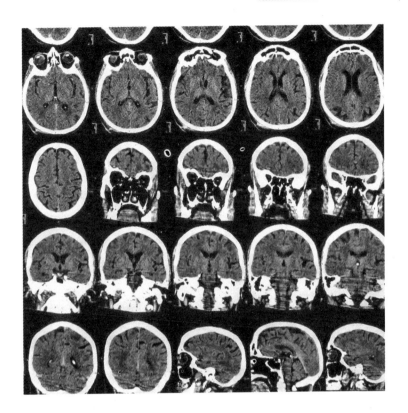

7 小中风没关系

小中风症状轻,时间短,几分钟就过去了,而且一般都没有后遗症状,所以不用在意。

正解与忠告

"小中风"是一种不规范的叫法,很多人因为这个名字中的"小"就认为这个疾病无关紧要而放松警惕,最终导致了严重的后果。其实小中风真的不小。

按照现代医学分类,人们口中的"小中风"的规范病名是短暂性脑缺血发作。它的病理基础与脑梗死、脑出血一样，是因脑血管病变引起的短暂性、局限性脑功能缺失或视网膜功能障碍，临床症状一般持续 10 分钟左右，多在 1 小时内缓解，最长不超过 24 小时，不遗留神经功能缺损，影像学检查如 CT、磁共振等无责任病灶。

短暂性脑缺血发作的临床症状与脑卒中相似，与病变发生的责任血管对应，两者鉴别的关键点在于短暂性脑缺血发作的持续时间短。而因此让很多患者忽视，最终发生脑血管意外。有统计，短暂性脑缺血发作一次发作后，脑卒中发生率一月内为 4％～8％，一年内为 12％～13％，五年内为 24％～29％。短暂性脑缺血发作频繁发作者 48 小时内发生缺血性脑卒中的几率可达 50％。

所以，当有发生短暂性脑缺血发作，尤其是频繁发作时，不可大意，要去正规医院进行正规治疗，包括控制血压、血糖，降低血脂，必要时行抗血小板聚集，抗凝等治疗，消除病因，减少与预防复发，保护脑组织。

8 脑出血都是由于高血压引起的

认知误区

脑出血都是由于高血压引起脑血管破裂，进而引发相应症状的。

正解与忠告

脑出血指脑血管破裂引起的脑实质内出血，可分为自发性和外伤性两类。在我国约占全部脑卒中的 20％～30％，发病率为每年 60～80/10 万，急性期病死率约为 30％～40％。

脑出血并不是高血压的专利，没有高血压的人也可以患脑出血。通常临床上所称的脑出血指自发性脑出血，它又分为高血压

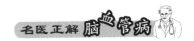

性脑出血和非高血压性脑出血两种。近年来的资料表明高血压性脑出血在脑出血中所占比例在逐渐下降,在过去的40年中,已从98%下降至46%,而非高血压性脑出血却日渐增多。高血压性脑出血多发生于50～65岁中老年人,发病机制是高血压常伴发穿通动脉病变,形成微动脉瘤,当血压增高,这些血管壁薄弱的穿通动脉或微动脉瘤就可发生破裂,引起脑出血,形成脑内血肿并可继发脑水肿及脑组织移位。非高血压脑出血较少见,可出现于不同年龄,病因有先天性动静脉畸形、动脉瘤、凝血功能障碍、脑动脉炎、淀粉样血管病、抗凝治疗、抗栓治疗、脑栓塞及肿瘤等引起的血管破裂。脑血管畸形常见于年轻患者。脑淀粉样血管病是老年脑叶出血常见原因之一。应用溶栓和抗凝药物可增加脑出血的发生率。其他可引起脑出血的药物有安非他明、类麻黄素、盐酸苯丙醇胺、可卡因等。

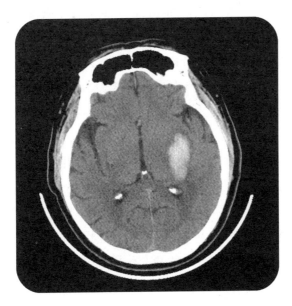

脑出血CT

对于脑出血患者,应该详细了解既往病史,包括高血压、血液病、肝病、抗凝和抗血小板药物的使用、药物滥用等。进行血常规、凝血功能、肝功能、血小板功能等检查,必要时行造影检查,明确病因。

9 脑出血比脑梗死严重

❓认知误区

脑出血就是颅内血管破裂了,患者发病急,进展快,症状重,预后差,肯定比脑梗死更严重。

正解与忠告

脑出血和脑梗死是脑卒中的两个重要分类,脑出血是原发性非外伤性的脑实质内出血,称出血性脑卒中;脑梗死是各种原因所致的颅内血流减少或中断,脑组织缺血缺氧性坏死,称缺血性脑卒中。一般情况下,脑出血比脑梗死表现的更危重,是因为很多情况下,脑出血的患者出血面积比较大,脑组织水肿比较明显。同时这些患者多表现血压控制不佳,身体状况差。而脑梗死,尤其是许多腔隙性脑梗死患者,病灶小,患者表现出来的症状轻微,甚至有些患者无症状。这种情况下,明显脑出血患者不管是症状还是预后都比脑梗死危重。但是,也有部分脑出血患者出血量少,出血部位对应神经功能缺损少,而一些脑梗死患者梗死面积大,神经缺损范围广,这种情形下,则脑梗死比脑出血更加危重。

所以,判断两者谁更加危重,不是简单地区分是脑出血还是脑梗死,而是看病变的部位和大小,以及患者血压、血糖、心肺功能等基本情况,将这些信息充分考虑后,才能做出正确的评估。因此,脑出血患者不必惊慌,积极配合医生准确评估疾病,制定科学的治疗康复方案,也可以获得良好的预后,脑梗死的患者也不能忽视自己的疾病,要在详细检查,尤其必要的影像学检查后,才能正确地得出所患疾病的严重程度。

⑩ 有脑梗了就不会发生脑出血

? 认知误区

脑梗死和脑出血是两个病理性质完全相反的疾病,两者不会发生在同一个病人身上。

正解与忠告

脑梗死和脑出血在病理性质上是两个完全相反的疾病,很多人认为他们不会出现在同一患者身上。正是因为这种认识误区导致部分患者,在治疗中,尤其脑梗死的治疗中,不关注脑出血出现的可能性,使患者病情加重,甚至威胁生命。事实上,这两个疾病不仅能发生在同一个病人身上,而且两个疾病可以同时在同一患者身上发生。

首先,部分脑梗死患者,由于存在其他一些基础疾病,如白血病,再生障碍性贫血、血小板减少性紫癜,脑淀粉样血管病变,所以在进行脑梗死治疗时,可能诱发脑出血的发生。另外,急性缺血性脑卒中患者,在溶栓时间窗时,给予抗凝和溶栓治疗,也有可能发生脑出血,甚至多器官出血。最后,脑卒中治疗中脑血管内介入技术越来越被广泛应用,手术过程中和手术后可能发生的并发症,如动脉夹层、血管瘤破裂,术后高灌注也会导致脑出血的发生。

脑梗死和脑出血的病因有区别也有重叠,两者表现的临床症状也是有区别有相似。在治疗时,尤其是在合并有血管畸形的缺血性脑卒中患者治疗时,要严格把握溶栓适应症及溶栓药物的剂量和操作规范,在进行溶栓时要监测患者生命体征,监测凝血功能,及时行颅脑影像学检查,有助于及时发现危险发生,及时处理,挽救生命。另外,脑梗死和脑出血患者常常都存在高血压,长期高血压导致动脉粥样硬化,动脉粥样硬化又可以引起动脉闭塞或出血。

11 陈旧性脑卒中会产生后遗症

认知误区

患有脑卒中的患者复查头颅 CT 时,得到的结果往往是"陈旧性缺血病灶",这些病灶会继续发展,产生严重的后遗症。

正解与忠告

陈旧性脑卒中是脑卒中后脑组织上留下的"标记",并且通过影像表现出来。一般来讲脑卒中后的 2 周是急性期,之后进入亚急性期和慢性期。在这个阶段,已经坏死的神经细胞被慢慢的清除和吸收了,但是脑神经一般在成年后很难再生,因此原本的脑神经元因坏死被吸收后就留下了明显的"空洞",里面充满了脑脊液,这些液体的密度很低,所以在头颅 CT 上就表现出黑色的样子,再结合患者有脑卒中的病史,于是报告上就出现了"陈旧性低密度灶"字样。

所以很多病灶比较小且位置相对不重要的患者完全可以没有临床后遗症,日常生活也不会受到明显的影响。但如果损伤遗留的面积比较大的话就会产生明显的后遗症,患者的生活质量就会大打折扣。一般来说,这种"陈旧性低密度灶"是不会发展的,除非在附近部位又发生了新的脑卒中病灶,那时候临床症状才有可能加重。因此如果复查头颅 CT 的报告提示"陈旧性低密度灶",不用过分担心,按常规预防治疗并且定期复查就可以了。

12 血管性痴呆就是老年性痴呆

认知误区

痴呆都是一样的,血管性痴呆就是老年性痴呆,两者均为老年人慢性进行性加重的疾病。

正解与忠告

痴呆是指器质性疾病引起的一组严重认知功能缺陷或衰退的临床综合征,如进行性思维、记忆、行为和人格障碍等,可伴随精神和运动功能症状。老年期痴呆分为两类,一类为老年性痴呆,又名阿尔兹海默病,一类是血管性痴呆。后者是指因脑卒中所致的智能及认知功能障碍的临床综合征。患者多有脑卒中病史,最常见的为多发性脑梗死所致,常表现波动性病程或阶梯式恶化。

血管性痴呆和阿尔兹海默病性痴呆的症状表现很相似,主要是病变涉及皮质及皮质下结构。与隐匿起病的阿尔兹海默等变性病不同,血管性痴呆患者多有高血压、糖尿病、高脂血症等疾病,最主要的是有明显的脑卒中病史,有多次脑梗死发作史,痴呆症状伴随多次脑血管事件后突然发生。这种痴呆的发生是由于急性脑卒中后或脑部供血不足而导致大脑缺血缺氧、神经递质异常、脑代谢紊乱,造成某些脑皮质结构或其联系部分损伤而发生的。早期主要表现为记忆减退,近事记忆尤为明显,病人的情感活动也有障碍,偶闻琐事可失声大笑,声末又老泪横流,悲痛欲绝;后期智力全面减退,生活不能自理。神经系统 CT 检查可发现有梗死灶,多数病灶在大脑中动脉供应的皮质区,伴有不同程度脑萎缩。

13 肥胖的人会得脑血管病

？认知误区

肥胖的人血脂高，只有肥胖的人才会有脑血管病，瘦人是一般不会患脑血管病的。

正解与忠告

肥胖是脑卒中和其他血管病的危险因素，许多国外和国内的大型研究都证明了这一点，而且肥胖往往都不是独立存在，它多伴随高血压，高血脂，高血糖等，能明显加速动脉硬化，众多脑血管病都是以动脉粥样硬化为病理基础，所以脑血管病患者中多是肥胖者就不足为怪了。

但是，并不是体型较瘦的人就不会得脑血管病。首先，脑血管病涉及众多疾病，这些疾病在病因上有重叠，但也各有区别，并不都是由血流动力学因素的异常导致的。比如脑血栓形成的主要病因是动脉粥样硬化和动脉炎，脑栓塞的主要病因是各种栓子栓塞，还有一些脑血管病为先天性的血管畸形。其次，体型较瘦的人并非血流动力学指标就一定正常，尤其一些由于疾病或其他原因，体重非正常严重下降的患者，其血压，血脂及血糖需要监测后再做出评估。最后，有研究表明低蛋白也可能诱发脑卒中，所以尤其有低蛋白血症体型较瘦的患者也需要重视可能存在的危险。

现在，随着社会的进步，经济的发展，生活水平的提高，与肥胖相关的高血压、高血脂和糖尿病的发病率显著增加，而与之伴随的心脑血管病的发病率也显著增加。人们认识到肥胖与心脑血管疾病之间的关系，许多人开始节食锻炼减轻体重，的确能帮助减低人群脑血管病的发病率。但是，要注意把握尺度，追求"骨感"，有些人甚至绝食或不科学的过度运动，这些也会对身体造成损害。我们提倡健康合理饮食，科学增加运动量，保持体重在正常范围内即可。

14 脑血管病是老年人的专利

？认知误区

脑血管病是随着脑血管老化发生病变才发生的疾病，只有老年人才会有脑血管疾病，年轻人不用担心。

正解与忠告

脑血管病的发病率、患病率和死亡率均与年龄呈正相关。有统计，75 岁以上年龄组的发病率为 65～74 岁组的 1.4～1.6 倍，为 55～64 岁组的 3～4 倍，为 45～54 岁组的 5～8 倍，为 35～44 岁组的 30 倍；50 岁以上死亡者占脑血管病死亡总数的 90% 以上，55 岁以后，年龄每增加 10 岁，卒中发生率增加一倍。

但并非年轻人就可以远离脑血管病。研究表明，在脑梗死病人中年轻人脑梗死的发生率约为 4.4%～15.9%。首先，随着社会发展，人们生活水平的提高，生活节奏的加快，生活方式的改变，越来越多的年轻人患有高血压，血脂异常，肥胖和糖尿病这些与脑血管病相关疾病，这些能加速脑血管病变的发生。其次，很多年轻人在面对已患有的脑血管病相关疾病，如高血压，糖尿病和血脂异常等时态度不端正。认为年轻人自身体质好，不会有什么后果，不予重视，不按医生指导规范用药，最终导致疾病发展，导致脑血管病发生。另外，现在年轻人面对很大的生活压力，长期的精神压抑和不科学的减压方式也能增加脑血管病的发生率。最后，有研究表明，长期不规范服用避孕药也可能增加脑卒中的发病率。

综合看来，年轻人不仅会发生脑血管疾病，而且目前呈现越来越多的趋势，加强在年轻人群中脑血管病的防治教育十分必要。

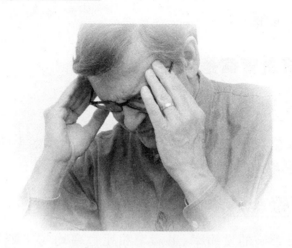

15 没有高血压就不会有脑血管病

认知误区

高血压会导致动脉硬化，只要血压维持正常，就不会发生脑血管疾病了。

正解与忠告

无论是出血性卒中还是缺血性卒中，高血压都是一个重要的危险因素。有研究发现，高血压病人组脑梗死的死亡率比正常血压组约高出 4 倍，脑出血组的死亡率则高出 17 倍。还有研究发现，收缩压和舒张压过高都能显著增加脑血管病的发病率。

但是，并非没有高血压就不会发生脑血管疾病。首先，高血压并非是脑血管病发生的唯一病因，动脉粥样硬化、动脉炎、凝血状态异常及先天血管畸形等都是脑血管病重要原因，重度心律失常，糖尿病等疾病也都可能导致脑卒中的发生。其次，血压过低，尤其一些高血压患者使用降压药过量，会使脑组织供血动脉终末端缺血，低血压下血流速度减缓也容易生成血栓，在患者存在基础血管病变时，反而相对增加了脑卒中，尤其是缺血性脑卒中的发生率。

高血压患者按医嘱合理用药,按降压目标理性降压,能大大地减少脑血管病的发生。不规律用药,过高要求降压幅度,不仅不利于防止脑血管疾病的发生,而且可能因为血压的剧烈波动及颅内血流的低灌注,加重动脉粥样硬化,增加脑血管病的发病率。正常人更不必追求过低的血压值,甚至要求血压降到正常血压值以下,这样带来的往往反而是坏处,只需要保持血压稳定在正常范围内即可。

16 高血压脑病就是脑出血

认知误区

高血压脑病就是由于高血压引起的脑出血,两者概念相同。

正解与忠告

高血压脑病与脑出血不同,它是一种因血压急骤升高而导致一过性全脑功能障碍的综合征。该病常见于急进性高血压合并肾功能衰竭的患者,也可见于急性肾小球肾炎、肾盂肾炎、嗜铬细胞瘤等疾病。而脑出血是脑实质内的血管破裂出血,可分为外伤性脑出血和自发性脑出血,平时所说脑出血指后者,本病发生与高血压密切相关。

高血压脑病血压升高多发生于急进型高血压和严重的缓进型高血压,后者一般情况严重,血压显著升高,血压达到250/150mmHg左右才发生,而急性高血压患者血压未达到200/130mmHg亦能发生高血压脑病。血压的急剧升高,会破坏颅内正常的脑动脉自身调节机制,脑小动脉发生持续而强烈的收缩后,随后出现被动扩张,脑血流量增加。脑血管压力增大导致脑水肿及颅内压升高。

高血压脑病的临床特点为:患者出现剧烈头痛、恶心、呕吐,烦躁不安,有的出现定向障碍、谵妄等精神症状,甚至有时候还会有肢体瘫痪及视力模糊等症状。临床症状可与脑出血相似,但CT检查可见脑水肿表现,弥漫性脑肿胀、脑室变小。眼底检查见不同程度的高血压性眼底,视网膜动脉痉挛、硬化甚至视网膜有出血、渗出物和视乳头水肿。脑电图检查可见双侧性同步慢波活动。

出现高血压脑病后,应立即降压,同时加强脱水降颅压及止痉药,减轻脑水肿、制止肢体抽搐等。在高血压尤其是顽固性高血压患者中注重继发性高血压的筛查,尽早诊断及治疗;同时对于高血压患者加强宣教,完善血压的管理模式,提高高血压的治疗率、控制率,亦是高血压脑病防治的关键。

17 蛛网膜下腔出血就是脑出血

❓ 认知误区

蛛网膜下腔出血就是脑出血,属于脑出血的一部分,两种疾病是一回事。

📃 正解与忠告

蛛网膜下腔出血及脑出血都属于出血性脑卒中,但这两者概念不同。蛛网膜是大脑表面的一层极薄的膜,因上面布满网状血管而得名,蛛网膜下面是软脑膜,蛛网膜与软脑膜之间的间隙称为蛛网膜下腔。脑血管破裂出血后血液流入蛛网膜下腔称为蛛网膜下腔出血。蛛网膜下腔出血分为原发性和继发性两种,原发性蛛网膜下腔出血是由于脑表面或颅底的血管破裂出血,血液直接流入蛛网膜下腔所致。继发性蛛网膜下腔出血是因脑实质内出血,血液穿破脑组织进入到蛛网膜下腔或脑室引起。脑出血是各种原因引起的脑血管破裂的脑实质内的出血,它又分为外伤性脑出血和原发性脑出血。

从病因上讲,大部分脑出血由高血压性脑内细小动脉病变引起,蛛网膜下腔出血最常见的原因是颅内动脉瘤和动静脉血管畸形。临床表现上蛛网膜下腔出血都有剧烈爆炸样头痛、呕吐症状,脑出血患者头痛、呕吐症状一般是中等或重度头痛。脑出血有血破入脑实质后所致的定位症状,如中枢性偏瘫、面瘫、失语及偏身感觉障碍,蛛网膜下腔出血一般无肢体瘫痪等局部神经系统缺损的症状。脑实质出血如果不破入脑室,不会有脑膜刺激征,蛛网膜下腔出血有脑膜刺激征。

CT 检查可见脑出血为脑实质内高密度影;蛛网膜下腔出血者为蛛网膜下腔内高密度影。

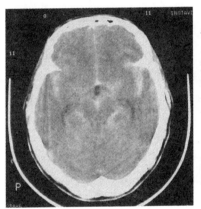 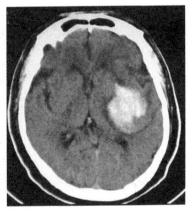

蛛网膜下腔出血CT　　　　　脑出血CT

18　头颅磁共振比头颅 CT 好

认知误区

磁共振是在 CT 出现之后经长时间开发研制的新型技术,图像清楚,能在功能上完全代替 CT,并且在诊断上比 CT 更为准确。CT 唯一的优势只在于其价格更为便宜,是穷人查病的选择。

正解与忠告

CT 是电子计算机 X 射线断层扫描技术的简称。它根据人体不同组织对 X 线的吸收与透过率的不同进行测量,然后用电子计算机对所获取的数据进行处理后,就可摄下人体被检查部位的断面或立体的图像,发现体内有关部位的细小病变。

磁共振简称 MRI,是继 CT 后最先进的影像诊断技术之一。MRI 的原理是通过对静磁场的人体施加特定频率的脉冲,使人体组织的氢质子受到激发发生磁共振现象,终止脉冲后,氢质子会在恢复过程中释放出微弱的能量,经过计算机对能量信号的接受、编码、处理等,产生被检查部位的图像。

MRI 及其相关程序处理对于微小病灶的诊断及急性脑梗死诊断有巨大的优势。据统计,起病 6 小时的急性脑梗死在磁共振上几乎可以将病灶显示完全,而 CT 上清晰地出现相应病灶一般至少需要 24 小时。MRI 对于脑干及小脑部位的病灶显示更加清晰,因为它不受颅底骨性结构的影响。脑出血及蛛网膜下腔出血的血液信号在 MRI 上表现随着时间的推移不断变化,但是在 CT 片子上可立即出现位置明确的高密度病灶(白色团块)。

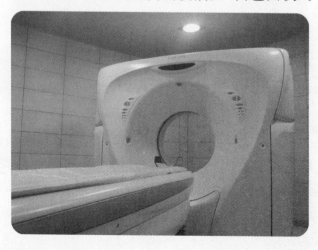

对于脑血管疾病,迅速判断病灶的性质、部位,采取相应的治疗是脑血管疾病的重中之重,因此,急性期根据病史及体格检查迅速选择适宜的影像学检查具有重要的意义。同样对于确诊复查的患者,清晰显示病灶的变化也具有重要的意义。既然对于不同的性质病灶,磁共振和 CT 显示时间和清晰度具有明显的区别,在临床诊断和观察上两者各具优势,所以两者绝对不能完全相互替代,更不能简单的一概而论 MRI 就是比 CT 更好。

19 脑卒中患者的头颅 CT 均可见病灶

? 认知误区

头颅 CT 成像技术是脑卒中的先进诊断技术。脑卒中患者一旦出现临床症状,立即行头颅 CT 检查,脑卒中患者发病后头颅 CT 检查均可见病灶,未见病灶是医生不负责任。

正解与忠告

临床上怀疑脑卒中患者需要立即行头颅 CT 检查。即刻行头颅 CT 检查可排除脑出血(包括蛛网膜下腔出血)诊断。但如果患者临床症状较重,甚至出现昏迷,即刻头颅 CT 检查可能没有问题或者问题与病人表现不相符,患者家属就会充满疑惑,产生莫名的质疑,甚至会产生误解影响治疗。

的确头颅 CT 是目前普遍应用于脑卒中诊断的检查方法,CT 不仅能明确病灶部位、大小、性质,而且能观察病情,确定治疗方案,估计预后。但 CT 仍存在一定的局限性,脑梗死 24 小时后到 2 个月内 CT 均可出现低密度灶,以发病 8～11 天为最佳时机。但 24 小时内液化灶尚未形成或两个月后病灶已吸收,此时的 CT 结果可能会出现阴性或报告正常。因此,在头颅 CT 结果正常或阴性的情况下,并不能完全排除没有脑血管疾病,应在上述合适的时间再进行复查,以进一步排除。同时,应排查其他脑血管疾病危险因素。

脑卒中患者头颅 CT 正常可见于以下情况：

①脑梗死早期（一般 24 小时之内）；②脑梗死病灶小；③脑梗死 2～3 周左右。梗死病灶由于水肿消失、炎性细胞的浸润等导致病灶密度影增高，接近脑组织密度，CT 上难以与正常脑组织分辨，称为模糊效应；④少量蛛网膜下腔出血；⑤蛛网膜下腔出血 1 周以后；⑥脑干与小脑的中风病灶；⑦短暂性脑缺血发作。

20 脑血管病的新型影像学检查都是乱检查

认知误区

脑血管病发生发展及治疗过程中，作为医生在住院期间为患者开具了无数影像检查包含大量的 CT、MRI，但是还开具多种新型的、没有听说过的影像学检查，这是传说的过度诊疗，赚黑心钱。

正解与忠告

随着当今科学技术的发展，影像诊断技术已经迎来了日新月异的变化，新的影像诊断技术如 CTA、DWI、MRA 等在临床诊断和治疗过程中发挥着越来越重要的作用，成为临床医生诊断和治疗的左膀右臂。而这些影像新技术大部分是基于 CT、MRI 技术为基础的，患者往往会产生误解。

CTA：在医学上又叫非创伤性血管成像技术，也称 CT 血管造影（简称 CTA）。CTA 指静脉注射含碘造影剂后，因为 X 光穿不透显影剂，经计算机对图像进行处理后，可以三维显示颅内外血管系统。CTA 可清楚显示颈部血管（包括颈内动脉和椎动脉），大脑 Willis 动脉环，以及大脑前、中、后动脉及其主要分支，对闭塞性血管病变（包括狭窄及闭塞）及动脉瘤，甚至血管畸形可提供重要的诊断依据。

CTA 是在静脉快速团注对比剂时,对大脑不同层面进行连续 CT 扫描,从而获得时间——密度曲线,并利用不同的数学模型,计算出各种灌注参数值,因此能更有效、并量化反映局部组织血流灌注量的改变,对明确病灶的血液供应具有重要意义,对脑血管畸形、脑梗死、脑血管狭窄以及动脉瘤等的治疗选择提供充分的理论依据。

MRA:即磁共振血管成像技术,也称磁共振血管造影。MRA 是基于磁共振的血管流空效应,对目的区域进行连续扫描,获得各层面的磁共振图像,应用计算机技术将血管信号提取处理,三维显示颅内血管系统。MRA 类似于 CTA,也可以清楚的显示大脑的 Willis 动脉环及其他颅内外血管状态。其优势在于磁共振的无辐射以及不需注射造影剂,减少造影剂及静脉注射对患者身体的损害。但磁共振检查技术会受患者自身条件限制而不能做,如体内存在金属性物质、安装心脏起搏器、心脑血管支架等。

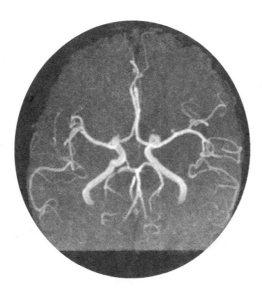

正常脑部 MRA

DWI：即磁共振扩散加权成像。DWI是目前唯一能够检测活体组织内水分子扩散运动的无创方法。DWI在临床上主要用于超早期脑缺血诊断：急性脑缺血缺氧造成的主要是细胞毒性水肿，在DWI上表现为高信号，与常规SE序列相比，能更早的发现梗死区的信号异常。据统计，急性脑梗死发病在15分钟内即可在DWI上清楚显示，表现为白色高信号区域，对于此次急性发病责任病灶性质及面积的统计具有不可替代作用。

上述仅仅为神经内科脑血管疾病诊疗过程中最为常用的几种新的影像技术，仍有部分以CT和MRI为基础的影像技术尚未提及。患者及家属往往无法分辨它们与CT和MRI的区别，所以与临床医生加强交流，注意医生的诊疗思路，也许我们就会得到不一样的认识和理解。

21 脑卒中除影像学外的检查都是多余的

❓认知误区

脑卒中的诊断需要临床经验和影像学表现，其他的检查比如心电图之类的都是多余的，它们没有意义，仅仅是医院医生增加收入的过度检查之一。

正解与忠告

脑卒中的临床诊断需要医生的观察、经验、丰富的理论知识辅以影像学的检查结果。但是对于卒中的原因、卒中的高危因素的筛查，尚需要其他相关检查来明确。各种检查在脑血管病的防治中发挥着缺一不可的作用。那么脑血管病需要哪些检查呢？

影像学检查：头颅CT是确诊脑卒中最为简单、快速、有效、经济的检查方法。但是一些头颅CT不能确定或者无法评估的病灶，尚需要增强CT、磁共振成像（MRI）、磁共振水弥散加权成像（DWI）等明确诊断。这些检查可明确的告诉我们是否存在卒中、脑卒中是出血性的还是缺血性的、病灶部位在哪里、范围有多大、怎样选择治疗方案、可能预后如何等。

血管检查：临床常用的血管检查包括颈部血管彩超、经颅多普勒超声检查（TCD）、磁共振血管成像技术（MRA）、CT 血管成像技术（CTA）、数字减影血管成像技术（DSA）。这些检查主要了解颅内的血管状况，并根据血管状况提出针对性的治疗方案。当然这些血管检查技术的选择需要病人与医生的充分了解、紧密配合的条件下共同决定。

心脏检查：俗话说心脑不分家。作为人体血液循环的发动机，心脏在人体的血管疾病中具有重要的意义。近年来心源性栓塞在脑梗死中的比例逐渐上升。因此只要病情允许，心电图、胸片的检查不可或缺，他们可帮助我们进一步掌握心肺动态。必要时，还应选择心脏彩超、胸部 CT 等特殊检查。

其他检查：糖尿病、高血脂、肝肾功损害、血液系统疾病等都已确认是脑卒中的高危因素。所有的脑卒中患者都需要进行包括血常规、凝血功能、肝肾功能、血糖、血脂、血同型半胱氨酸等检查。对于不同部位的病灶、不同身体状态的患者，某些特殊的检查也有进行的必要。

临床不是流水线，病人不是流水线的标准产品，医生更不是只会一种技术的高级技工。对于不同的个体、不同的病灶、不同的病程时段，各种检查的必要性和优先级也会发生天翻地覆的变化。所以各种检查需要因人因时因地而异，不是检查越多越好，也不是只需明确病灶针对治疗就好。

22 脑血管造影是一种先进的治疗方法

？认知误区

脑血管造影就是脑血管介入治疗，只有脑血管严重狭窄需要搭支架的人才需要进行造影。

正解与忠告

脑血管造影是 20 世纪 90 年代起广泛应用于临床的一种新型 X 光线诊断技术。脑血管造影是通过动脉穿刺将造影剂直接注入动脉系统,应用计算机程序将组织信号转化为数字信号,再转化为图像,直接观察脑血管状态并获得脑血管照片,也称为脑血管数字减影造影,即 DSA。

DSA 通过计算机的数字处理系统,去掉骨骼、脑组织、神经组织等信号,只将充盈造影剂的血管完整成像,图像清晰,分辨度高,而且可以选择性不同方位摄片,甚至 360 度成像。DSA 可以向临床医生提供脑血管的 360 度立体成像技术,将脑血管图像无死角的显示。所以,DSA 已经被广大临床医生认可,是脑血管疾病诊断的金标准。那么哪些病人一般需要进行 DSA 检查明确诊断呢?

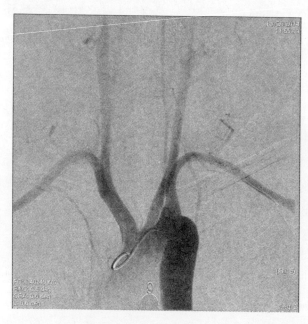

脑血管造影

①短暂性脑缺血发作(TIA)。②B 超、CTA、MRA 证实脑血管或颈部血管存在狭窄或者闭塞的病人,需要明确血管病变严重程度。③头疼或者蛛网膜下腔出血怀疑存在脑动脉瘤者。④MRV 怀疑颅内静脉血栓形成者。⑤其他怀疑动静脉畸形、动静脉瘘等。

DSA 检查要进行动脉穿刺,常规一般选择右侧腹股沟区股动脉为穿刺点,属于微创性检查,需要术前及术后住院准备及观察。有严重的心、肝、肾疾病或者血液系统凝血障碍、造影剂或造影器材过敏者为该检查的禁忌。另外,DSA 检查目前较其他血管检查更为昂贵,但其作为血管检查的"金指标",在血管检查诊断中的作用不可代替。

23 凡怀疑脑血管有问题的患者均应行脑血管造影术

认知误区

评估脑血管功能对于预测病情进展及制定合理的治疗和预防方案具有重要意义,目前的血管检查方法有超声、头颅 MRA、CTA 等,但脑血管造影术是血管检查的金标准。故应摒弃其他检查,只保留脑血管造影术。

正解与忠告

血管检查的种类较多。经颅多普勒和颈动脉彩色超声检查是最基本的筛查手段,操作简便,价格便宜,但对血管不能进行直观的检查或量化;头颅 MRA、CTA 随着费用增加,观察效果较好,但都是静态的,对于可疑病灶,不能反复多角度的观察,对狭窄血管的狭窄程度不易量化。脑血管造影术是目前血管检查的"金标准",但属于有创检查并且需要用造影剂,故其使用具有一定的适应症和禁忌症。

　　脑血管造影术的适应症：寻找脑血管病的病因；怀疑血管本身病变，如动脉瘤、动脉夹层、动静脉瘘等；怀疑有静脉性脑血管病者；脑内或蛛网膜下腔出血病因检查；头面部富血管性肿瘤术前了解血供状况；观察颅内占位病变的血供与邻近血管的关系及某些肿瘤的定性；血管介入或手术治疗前明确血管病变和周围解剖关系；头面部及颅内血管性疾病治疗后复查；其他相关检查未能明确，怀疑与脑血管相关。脑血管造影术禁忌症：造影剂、金属和造影器材过敏；有严重出血倾向或出血性疾病；呼吸、心率、体温和血压等生命体征难以维持；有严重心、肝、肾功能不全；全身感染未控制或穿刺部位局部感染；未能控制的高血压；并发脑疝或其他危及生命的情况。

24　脑血管病急性期不能做脑血管造影

认知误区

　　脑血管病急性期应该卧床休息，给予药物治疗，不能做有创检查如脑血管造影等，否则会导致病情加重。

正解与忠告

　　脑血管造影是在导丝导管引导下把造影剂直接注入血管内，使其脑血管系统显影的一种 X 线投影检查技术。造影剂所经过的血管轨迹连续摄片，通过电子计算机辅助成像为脑血管数字减影造影（DSA）。DSA 不但能清楚地显示颈内动脉、椎基底动脉、颅内大血管及大脑半球的血管图像，还可测定动脉的大小。DSA 在脑血管病诊断方面发挥着至关重要的作用。如在缺血性脑血管病中，DSA 可清楚地显示动脉管腔有无狭窄及狭窄程度、侧支循环建立情况等。对于脑出血、蛛网膜下腔出血，可明确出血的病因，如动脉瘤、动静脉畸形、动静脉瘘等。DSA 除了在脑血管病诊断方面的作用外,在治疗上也发挥着至关重要的作用。如缺血性脑卒中发病时间在 4～6 小时内,可行脑血管造影,进行溶栓治疗。当造影发现动脉狭窄超过 70％,无论有无症状发生,有置入支架治疗的必要性;如果血管内有溃疡性斑块,血管狭窄超过 30％,为防止血栓形成引起栓塞,也应行支架置入术。对于脑出血、蛛网膜下腔出血患者,可采用超选择导管技术、可脱性球囊或铂金微弹簧圈进行栓塞。

综上所述,脑血管造影在急性脑血管病的诊断及治疗方面都发挥着至关重要的作用。尽管检查存在着一定的风险,但是目前的检查方法已经相当成熟,且等待的风险远大于检查的风险,所以应该尽早进行脑血管的检查,查清原因从而进行进一步的治疗。

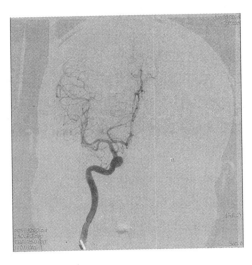

颈内动脉造影

25 脑电图可以诊断脑卒中

认知误区

脑电图检查可以检测脑的功能状态,可以诊断脑卒中。

正解与忠告

脑电图检查即 EEG,是应用电子放大技术,将收集到的脑组织的生物电功能进行放大,形成脑电波图像。它可以反映"活"的脑组织的功能状态。脑卒中患者往往病灶区会有脑组织的功能障碍,在 EEG 上可能会出现异常改变,但这种改变往往无特异性。这就导致脑卒中引起的 EEG 的异常改变很难与其他疾病相鉴别,比如癫痫发作。

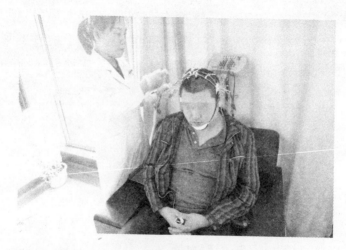

脑电图检查

90%以上脑卒中患者一般出现 EEG 的异常。脑梗死发生后,脑电图检查数小时内就可有局灶性慢波出现,这种改变常在数周后改善或消失。如果是短暂性脑缺血发作,在发作间期脑电图可无异常。在发作期一部分患者脑电图可能出现异常,这类患者较易发生脑梗死。无论是脑梗死或是轻度脑出血,脑电图检查主要表现为局限性慢波增多。如果病灶广泛引起脑干受压时,可引起两侧弥漫性慢波。如果病灶小或位置较深,脑电图可无异常。卒中与脑肿瘤也可以用脑电图进行鉴别诊断,脑肿瘤患者脑电图的异常日渐加重,而卒中者则恰恰相反。

虽然 EEG 异常无法诊断脑卒中,但其对脑组织状态的监测,可以在一定程度上反映脑卒中的预后。动态观察脑卒中的脑电图改变对于判断脑卒中的预后具有一定的价值。EEG异常改变逐渐减少和消失,往往提示预后较好;而EEG异常改变呈进行性加重,则提示预后不良。

26 B超报告血管严重狭窄就要搭支架了

? 认知误区

颈部血管彩超报告颈动脉硬化伴斑块形成,狭窄率＞50%,则表示颈部血管严重狭窄,应该搭支架治疗。

正解与忠告

脑血管超声检查包括两种,颈部血管彩色超声和经颅多普勒超声检查(TCD)。颈部血管彩色超声和TCD均属于无创、无痛性检查技术。颈部血管彩色超声是通过普通血管彩色超声仪器检测颈部动脉的状况,而TCD则检查颅内血管的状态。

超声检查的血管状态一般包括:

(1)血管的走形:观察各动脉的起始、走形,相邻结构的关系,观察血管有无移位,有无血管畸形等。

(2)血管的管壁情况:观察各动脉的外膜、中膜和内膜,观察有无各血管膜的异常增厚,有无斑块及其性质,有无动脉夹层形成等。

(3)血管内径:检测血管内径,检测斑块的大小,评估血管是否狭窄,初步判断狭窄严重程度。

(4)血液流速:初步检测血管内血液的流速,间接反映血管的狭窄程度等,并可初步估计血管的血流量,评估对脑功能的影响。

狭窄率＝斑块厚度最大值/斑块部位颈动脉内径×100%。

颈部血管彩色超声检查部位位于颈部正前方,气管和胸锁乳突肌间隙之间,位置表浅,可用超声探头直接检测。颈部血管彩色超声对颈部血管的结构及颈动脉硬化斑块形态、大小、性质等检测具有重要意义。但由于颈动脉位置较表浅，轻微压迫即可改变其形态，特别是对颈动脉的内径测量影响较大，再者超声探头需要人工操作，不同角度的测量值也不完全相同，所以颈部血管彩色超声检查对颈动脉狭窄率的判断只能算作是初步估算。若要准确判断，尚需要 DSA 这个"金指标"检测。

TCD 由于颅骨的限制，只能检测和判断颅内大中血管的血流方向、血流速度、血流状态以及血流是否发生紊乱，这些参数又能提供较多关于颅内血管狭窄、闭塞等方面的信息。也就是说 TCD 只能通过血流检测间接反映颅内血管的状态。

超声自临床应用以来一直以其无创、价廉、无辐射等优点得到大家的一致认可。颈部血管彩色超声和 TCD 也逐渐成为脑血管检查的初筛检查手段，其对于临床的诊断和治疗也具有重要意义。但是对于超声检查怀疑颈动脉严重狭窄或颅内血管狭窄的患者，尚需其他检查来进一步明确狭窄程度，不可盲目轻信超声对于狭窄程度的初步估计。对于脑卒中患者是否需要搭支架要根据 DSA 检查结果确定。

27 脑脊液检查与脑血管病风马牛不相及

❓ 认知误区

脑脊液检测主要是检测脑脊液中的细胞和蛋白质，一般用于颅内感染的诊断，与脑血管病的诊断没有关系，是不必要的。

正解与忠告

脑脊液是存在于脑室及蛛网膜下腔内的一种无色透明的液体，对脑组织及脊髓具有保护、支持和营养等多种功能。许多神经系统疾病可以使脑脊液的生理、生化等特性发生改变，特别是对于中枢神经系统感染、蛛网膜下腔出血、脑膜癌病变和脱髓鞘等疾病等诊断、鉴别诊断、疗效及判断预后具有重要的价值,也是部分疾病特殊治疗的途径。临床上常用的获得脑脊液的方法有腰椎穿刺术、颈侧后方穿刺术及侧脑室穿刺术等,以简单易行、安全性高的腰椎穿刺术最为常用。

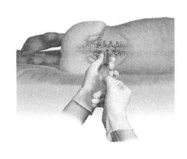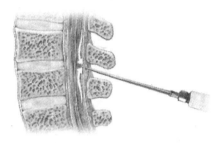

腰椎穿刺部位

适应症

(1)中枢神经系统炎症性疾病的诊断与鉴别诊断:包括化脓性脑膜炎、结核性脑膜炎、病毒性脑膜炎、霉菌性脑膜炎、乙型脑炎等。

(2)脑血管意外的诊断与鉴别诊断:包括脑出血、脑梗死、蛛网膜下腔出血等。

(3)肿瘤性疾病的诊断与治疗:用于诊断脑膜白血病,并通过腰椎穿刺鞘内注射化疗药物治疗脑膜白血病。

(4)测定颅内压力和了解蛛网膜下腔是否阻塞等。

(5)椎管内给药。

禁忌症

①可疑颅高压、脑疝。②可疑颅内占位病变。③休克等危重病人。④穿刺部位有炎症。⑤有严重的凝血功能障碍患者,如血友病患者等。

我们不否认 CT 扫描是蛛网膜下腔出血及脑出血快速、安全和阳性率较高的方法。但是从 CT 检查的原理中我们可以看出

CT 检查具有一定的局限性。CT 显示出血程度是根据血红蛋白的密度决定的，当血红蛋白＜ 10g/L 或出血后 10 天以上者，CT 检查显示高密度影消失，表现为等密度。亦或者出血位置位于颅底，特别是骨缝连接处，或病人病情所致躁动均难以与颅骨形成的伪影想鉴别，易漏诊或误诊。为最大限度地减少蛛网膜下腔出血的漏诊或误诊，临床高度怀疑蛛网膜下腔出血而 CT 检查阴性或不确定的患者必须进行腰穿。腰穿作为一种最早应用的诊断方法，对蛛网膜下腔出血的诊断仍然最有价值且较安全。

28 缺血性脑卒中治疗中输液比服药效果好

❓ 认知误区

对于缺血性脑卒中，输液起效快，效果好，因而首选应该输液治疗。

📖 正解与忠告

脑卒中亚洲医学高峰论坛 2008 年"柳叶刀"暨第 10 届国际高血压及相关疾病研讨会的一个前期会议上，中华医学会神经病学分会教授提出了许多患者对脑血管病治疗存在的误区。并指出对于脑卒中的前期预防和急性脑卒中的治疗来说，一片阿司匹林就可以有良好的效果。国外对于急性脑卒中的治疗，仅仅服用阿司匹林大约 3 天后转入康复病房进行康复训练。而在国内，急性脑梗死患者大部分都要求输液治疗。据中国安全注射联盟统计，我国每年因不安全注射导致死亡的人数在 39 万以上。一般情况下一天只输液一次，这样就造成大量的药物一次性进入体内，输完后血液药浓度虽然达到了一个高峰，但过一段时间浓度就会降低而影响治疗效果。与口服药物相比，输液更容易出现不良反应，特别是过敏反应。口服药要经过肠道吸收，将对身体有害的物质过滤掉，然后才进入肝脏代谢，从而降低过敏反应发生的几率。而输液时药物直接进入血液,发生过敏反应的几率相对就大。此外,药浓度过稀或过浓,进入体内后可能破坏体内的电解质平衡。对于同时患有心脏病的脑血管病患者,输液速度过快,或输入量过多会加重心脏负担,引起心衰。

口服用药对脑血管病的形成过程的某些环节可能起到控制、缓解和稳定的作用,并可以改善人体血流状态、稳定血管壁斑块、促进神经修复等。

综上所述,并不是说输液就比服药效果好。对于缺血性脑卒中患者急性期我们可以输液治疗。在脑血管病后遗症阶段,输液没有任何意义,反而对患者的肢体康复有不良影响。

29 脑梗死的治疗就是活血、改善脑循环、抗血小板聚集治疗

认知误区

脑梗死又称为缺血性脑卒中,是指脑部血液供应障碍,缺血、缺氧引起的局限性脑组织的缺血性坏死或脑软化。因此,脑梗死的治疗主要就是活血、改善脑循环、抗血小板聚集治疗。

正解与忠告

脑梗死根据发病机制可分为脑血栓形成、脑栓塞、腔隙性脑梗死。其中不同类型之间的病因各不相同。

脑血栓形成最常见的病因就是动脉粥样硬化,其他还包括结缔组织病、抗磷脂抗体综合征以及各种感染导致的动脉炎症。其次,包括:高血脂症、高血糖症、高蛋白血症、脱水、红细胞增多症、白血病、血小板增多症等导致的血液黏度增高,以及血小板减少性紫癜、弥漫性血管内凝血等凝血机制障碍。脑栓塞最常见的病因就是心源性栓子脱落,其次包括非心源性及来源不明性的栓

子。腔隙性脑梗死主要原因高血压导致小动脉及微小动脉壁脂质透明变性,管腔闭塞产生腔隙性病变。

实际临床中脑梗死的治疗在急性期尽早使血管再通极其重要,血管再通方法包括:静脉溶栓、动脉溶栓及机械取栓。另外,给予休息、调控血压、控制血糖等一般治疗外,主要就是使用阿司匹林,氯吡格雷抗血小板聚集及自由基清除剂等脑保护治疗。也不能忽略了脑梗死最关键的治疗原则:针对原发病治疗。有时候如果不查明病因就进行治疗,甚至会产生严重不良后果。如感染性栓塞应该使用抗生素进行治疗,如果在急性期就使用溶栓及抗凝治疗,就会导致感染扩散。总之,在疾病发展的不同时间,针对不同病情、病因采取有针对性的综合治疗和个体化治疗措施。

30 动脉粥样硬化性血栓性脑梗死患者,均应进行溶栓治疗

❓ 认知误区

动脉粥样硬化性血栓性脑梗死患者明确缺血灶系粥样硬化斑块堵塞血管所致,故发病后抓紧行动脉内溶栓可改善疾病的预后。

正解与忠告

脑梗死后超早期溶栓治疗有助于恢复梗死区血流灌注,减轻神经元损伤,挽救缺血半暗带的尚存活的神经元。但不是所有动脉粥样硬化性血栓性脑梗死患者均符合溶栓适应症。溶栓疗法有静脉溶栓和动脉溶栓。溶栓疗法具有适应症、禁忌症,且溶栓后可能发生并发症。常用溶栓药物有组织型纤溶酶原激活剂(rt－PA)和尿激酶(UK)。

溶栓适应症:①急性缺血性卒中,无昏迷;②发病 3 小时内,

在 MRI 指导下可延长至 6 小时;③年龄 18～80 岁;④CT 尚未显示低密度病灶,已排除颅内出血;⑤患者或家属理解治疗的可能危险性和益处,并签署知情同意书。

溶栓绝对禁忌症:①TIA 单次发作或迅速好转的卒中以及症状轻微者;②病史和体检符合蛛网膜下腔出血;③两次降压治疗后血压(BP)仍>185/110mmHg;④CT 检查发现出血、脑水肿、占位效应、肿瘤和动静脉畸形;⑤14 日内做过手术或有创伤,7 日内做过动脉穿刺,有活动性内出血等;⑥正在应用抗凝剂或卒中前 48 小时曾用肝素治疗;⑦血液疾病、出血素质、凝血障碍或使用抗凝药物史(PT>15 秒,APTT>40 秒,INR>1.4,血小板计数<100×10^9/L)。

溶栓并发症:①梗死灶继发出血:UK 是非选择性纤维蛋白溶解剂,激活血栓及血浆内溶酶原,有诱发出血的潜在风险,用药后应监测凝血时间及凝血酶原时间;②溶栓也可导致致命的再灌注损伤和脑水肿;③溶栓再闭塞率高达 10%～20%,机制不清。

31 动脉溶栓术风险极高,不应实行

认知误区

脑梗死超早期溶栓治疗虽然有可能是闭塞血管再通,使脑梗死病情明显减轻,但是动脉内溶栓除了介入操作本身的风险外,还可能发生脑出血和再灌注损伤等并发症,故风险高于受益,不推荐作为治疗手段。

正解与忠告

诸多临床试验结果使由保守的抗凝和血小板治疗转向积极的溶栓治疗。就目前的研究结果而言,静脉溶栓适合于小血管闭塞导致的缺血性脑血管病,动脉内溶栓则更适合于颅内大血管闭塞的再通。大脑中动脉近端闭塞动脉内溶栓和静脉溶栓治疗的

再通率分别为 70% 和 31%，再通率高可能是动脉内溶栓时间窗长的原因。动脉内溶栓的另一优势是所需溶栓制剂的总量低，对全身出凝血功能的影响较小，这对一些存在出血倾向的患者可能较为安全。动脉溶栓后对于残存的严重血管狭窄还可以行血管成形术治疗。

动脉溶栓的预后除了与溶栓后症状性脑出血直接相关外，还取决于闭塞血管供血区的侧支循环，例如颈内动脉末端闭塞，这类患者预后极差，原因是缺少软脑膜的侧支循环。

动脉溶栓术过程中，导管导丝的操作技术及球囊扩张选取球囊的型号对于降低并发症、提高再通率是非常重要的。出血是溶栓术的较常见的并发症。对所有潜在的威胁生命的出血，包括可疑的颅内出血，应当立即停止给予溶栓药物。怀疑颅内出血应当立即进行急诊头颅 CT 平扫检查。如果证实存在颅内出血，应当请神经外科会诊，决定是否进行手术治疗。如果是非神经系统的严重出血，在进行外科手术或进一步处理前应当进行相关急诊影像学检查。无论是否实现血管再通，在治疗完成后患者应进入卒中单元或神经内科病房进行监护，观察患者的生命体征及神经体征的变化。一般术后 24 小时内不使用抗血小板聚集和抗凝药物。

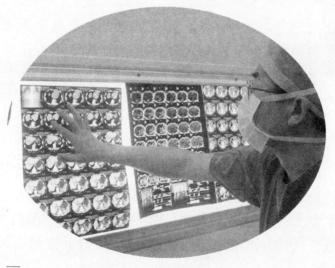

总而言之,血管再通预示良好的开端,但应强调的是,动脉溶栓后血管的再通不总意味着良好的临床预后,血流的恢复不代表功能的恢复;反之溶栓后尽管血管未能完全再通,但可能因溶栓后侧支循环形成而取得良好的临床疗效。此外,高龄是动脉内溶栓预后不佳的独立危险因素。

32 颈动脉超声提示血管狭窄的 TIA 患者均应该行颈动脉内膜剥脱术

❓ 认知误区

TIA 即短暂性脑缺血,为缺血性脑梗死的先兆,颈部血管动脉粥样硬化性狭窄是其直接的病因,行内膜剥脱术可改善颅内血供,预防脑梗死的发生,故凡是有颈动脉狭窄的患者,行动脉内膜剥脱术有利而无害。

正解与忠告

目前有多项随机试验证实颈动脉内膜剥脱术(CEA)能降低中重度症状性(狭窄率>50%)和无症状性(狭窄率>70%)颈动脉狭窄患者的脑卒中风险。在西方发达国家,CEA 是最常用的治疗颈动脉狭窄的方法。

目前,虽然 CEA 是颈动脉狭窄血管重建的金标准,但亦有自身弱点。可能发生血管迷走神经反射、低血压、心肌梗死等心血管系统并发症,颈动脉夹层形成、动脉穿孔、再狭窄等颈动脉并发症,短暂性脑缺血发作、过度灌注综合征、脑卒中、癫痫等神经系统并发症,手术部位损伤、造影剂肾病、造影剂过敏等全身系统并发症。因此,临床医生须牢记 CEA 禁忌症:颈动脉病变位于第二颈椎或以上水平,颈动脉病变位于锁骨以下水平位置,放射损伤导致的颈动脉病变,对侧颈动脉闭塞,同侧颈动脉曾行 CEA 治疗,同侧后组脑神经损害,气管造瘘,年龄≥80岁,Ⅲ级或以上的充血性心力衰竭,Ⅲ级或以上的心绞痛,冠心病,30天内心脏手术,左心室射血分数≤30%,30天内发生过心肌梗死,严重慢性肺功能不全,严重肾功能不全。

同时,颈动脉成形和支架置入术(CAS)随着装备和技术日益成熟,有望成为替代CEA微创治疗颈动脉狭窄的新方法,尤其是适用于行CEA存在高风险的患者。CAS适应症为:无症状性重度颈动脉狭窄(狭窄率≥70%),症状性中重度颈动脉狭窄(狭窄率≥50%),狭窄率虽然<50%但存在明显的溃疡斑,年龄≥18岁。

33 脑血管造影发现颅内外动脉狭窄患者均需行支架治疗

认知误区

行脑血管造影发现颅内外动脉狭窄,不管已发生神经功能缺损症状还是未发生神经功能缺损症状,均需行支架治疗,改善颅内血供情况,预防急性脑血管病的发生。

正解与忠告

根据各国指南,颈内动脉颅内段介入治疗适应症总结如下:

(1)症状性颅内动脉粥样硬化性狭窄(狭窄率为50%～99%)的患者在接受内科药物优化治疗失败后,可考虑血管成形术或(和)支架置入术;

(2)无症状性颅内动脉粥样硬化性狭窄属低危病变,不推荐介入治疗。

颅外动脉狭窄颈动脉成形和支架置入术指南推荐的适应症:

(1)对于在过去6个月内发生TIA或脑卒中,且同侧颈动脉

狭窄≥50%的患者,无条件或不适合颈动脉内膜剥脱术(CEA)治疗时,可考虑颈动脉支架置入术(CAS)治疗;

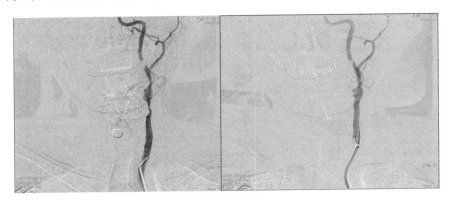

颈动脉支架术前术后

(2)对于颈动脉狭窄≥70%的无症状患者,无条件或不适合行 CEA 治疗时,可考虑采用 CAS 治疗;

(3)CAS 由能将围手术期致残和致死率控制在 6% 以下的手术者或机构实施是合理的;

(4)行 CAS 治疗的患者术前必须给予联合氯吡格雷和阿司匹林治疗,且术后两者联用至少维持 1 个月。

但颅内介入治疗围手术期存在一些并发症,如血管破裂,斑块破裂、栓子脱落、远端栓塞,血栓形成,穿支动脉闭塞,再狭窄,脑过度灌注综合征,支架移位,血管痉挛,穿刺部位并发症,导管扭结,导管及导丝折断,导管栓塞。故术者在围手术期需快速识别并发症并给予及时的处理。并须严格遵守颅内动脉狭窄介入治疗禁忌症:①不能接受或耐受抗血小板或抗凝药物治疗;②严重钙化病变;③因血管扭曲或变异而使导管等介入输送系统难以安全通过。

综合看并不是所有的动脉狭窄都必须行支架治疗,必须有专业的医生评估后才能决定是否有必要行支架治疗。

34 脑血管病患者服用中药效果好，无副作用

认知误区

中药都是动、植物等天然物质制成是纯天然制剂、无毒副作用，不会产生不良反应并且还会起到调理、保养的作用。

正解与忠告

活血化瘀中药是指能疏通血脉，祛除血瘀的药物，临床用于治疗血瘀证。目前我们临床上经常使用的活血化瘀的中药注射剂有丹红、疏血通、血栓通等。

虽然绝大多数中成药品是安全可靠的，但近几年来，中药注射剂安全性问题仍频繁发生：2006 年鱼腥草注射液事件，2008 年的刺五加注射液事件，再到双黄连注射液事件。中药注射剂的安全性问题引起了社会的广泛关注，不是说中成药就是万无一失，毫无毒副作用。中药注射剂最常见的问题就是过敏反应与输液反应。对于过敏性体质，年老体弱者发生输液反应的较常见。众所周知，静脉滴注含钾、钙、镁等离子的药物时，滴速过快或浓度过高可引起患者不适或病情恶化，同样单位时间内进入体内微粒数尤其是中药注射剂配伍稀释后析出的不溶性微粒超过个体耐受阈值，易引发输液反应。

综上所述，并不是说中药就比西药的副作用小，这需要我们以动态发展的眼光来评价。此外在使用中药时必须合理用药，准确配伍。严格按照说明书推荐剂量用药，切不可随意加大剂量。

35 脑梗死患者治疗期间复查是多余的

认知误区

脑梗死治疗期间，只管服药改善症状即可，没必要进行复查。

正解与忠告

许多药物用药后疗效的个体差异甚大,并且疾病的治疗是一个动态发展的过程,需要动态复查,实时调整用药。例如在脑梗死患者中我们常用的他汀类药物,其常见的副作用就是引起肌痛及肌溶解,并且表现出多种形式。轻的只有肌肉不适或疲倦、酸痛感,各种检查指标没有问题。这种情况下不会影响药物的使用。但也有少数表现为严重肌肉损伤,导致横纹肌溶解,急性肾功能衰竭甚至危及生命。因此,定期复查肌酸激酶能避免上述情况的发生,并且对他汀类药物的使用具有指导作用。肌酸激酶轻度增高,密切观察即可,如果肌肉症状没有明显加重,肌酸激酶水平也没有继续上升,一般不会有问题,如果中度升高,加强监测力度,必要时可以减小剂量,如果重度升高,则应该立即停药。

另外,华法林是目前国内外最常用的长效抗凝药,由于它的安全范围较窄,用药剂量不易掌握,容易出现抗凝过量引起的出血和抗凝不足引起的栓塞等常见的并发症。2003 年美国心脏协会/美国心脏病学会华法林治疗指南概要指出:当国际标准化比值(INR)大于 4 时,出血危险性增加;当 INR 大于 5 时,出血危险性明显增加。所以说它的检测在临床中显得尤为重要。开始服用华法林时,需每日检测凝血酶原时间,并根据检测结果调整用药剂量,待 INR 维持在 2.0～3.0 后,可逐步减少检测次数,并将检测间隔逐渐延长至 3 天、1 周、2 周,甚至 4 周。并且根据检测结果随时调整用药剂量。

36 服用阿司匹林期间应该吃吃停停

认知误区

阿司匹林能通过抑制血小板的前列腺素环氧酶从而防止血栓烷 A2 的生成发挥抗血小板聚集作用。但是长期服用阿司匹林可能会发生消化道溃疡或出血,因此应该吃吃停停。

正解与忠告

阿司匹林自从 19 世纪后期问世至今,已有超过百年的历史。刚开始时它主要作为消炎止痛药物,后来人们渐渐开始认识到阿司匹林的另一个重要作用—抗血小板聚集。且经过数十年的研究,积累了大量的循证医学证据证明:阿司匹林是抗血小板治疗的基石。可应用于脑梗死患者的治疗和一级/二级预防。

研究证明阿司匹林需要长期服用才能发挥治疗及预防作用。并且对药物的剂量也有严格的要求。其二级预防的剂量为 75～300mg/天。如果每日剂量低于 75mg,对于多数人不能起到抗血小板聚集、预防血栓的目的。反之,如果每日剂量超过 300mg,不但不能增强其在预防脑梗死的作用,而且会增加消化道出血的风险。

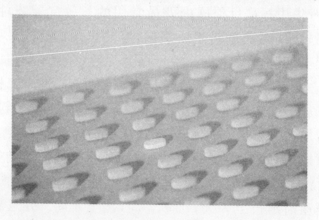

关于服用阿司匹林期间不可以吃吃停停的依据我们要从阿司匹林发挥抗血小板聚集的机制来说起。阿司匹林在体内的分解产物与血小板中的环氧化酶结合,抑制血小板聚集。而血小板在体内并不是一成不变的,新生血小板的不断生成及老化血小板的不断凋亡,会导致血小板的聚集功能逐步恢复。所以说每天都要坚持服用有效剂量的阿司匹林,才能发挥抑制新生血小板的聚集的功能,达到预防脑梗死再发的目的。

2005 年,在美国新奥尔良召开的美国中风协会国际中风研讨会上,来自瑞士洛桑大学的帕曲克·迈克尔博士公布了一项研究成果:中风患者如果间断服用阿司匹林,再次中风的风险会大大增加。

㊲ 只有阿司匹林具有抗血栓作用

认知误区

对于短暂性脑缺血发作或缺血性脑卒中的患者,均存在颅内血流灌注不足,抗血栓治疗很重要,阿司匹林是仅有的具有抗血栓作用的西药。

正解与忠告

目前抗血栓药物主要分为 2 大类:抗血小板聚集药物和抗凝药物。

抗血小板聚集治疗药物包括阿司匹林、阿司匹林与缓释双嘧达莫复合制剂、氯吡格雷和噻氯匹定。在无需华法林治疗的 TIA、小卒中或缺血性脑卒中患者,除非存在禁忌症,均应该给予抗血小板治疗。窦性心律但在服用阿司匹林时仍然发生 TIA 或缺血性脑卒中的患者,应该增加其他抗血小板药物或换用氯吡格雷。有 TIA 或脑卒中病史者服用阿司匹林可使非致命性脑卒中的风险减少 23%。有证据表明在多种缺血性脑血管病早期给予阿司匹林有助于改善预后,故在所有怀疑 TIA 或缺血性脑卒中患者均应该常规尽早给予阿司匹林,主要为了预防短时间内复发。如果患者在服用阿司匹林时再次发生 TIA 或缺血性脑卒中,一些专家建议增加缓释双嘧达莫或换用氯吡格雷或噻氯匹定;若患者不能耐受阿司匹林或对阿司匹林过敏,可改用氯吡格雷或噻氯匹定。一些专家推荐阿司匹林可与缓释双嘧达莫、氯吡格雷或噻氯匹定联合作为一线抗血小板治疗。

抗凝药物(华法林和双香豆素)通过干扰维生素 K 依赖的凝血因子 II、VII、IX 和 X 的合成来抑制凝血机制。在有明确的心源性栓子来源的脑梗死患者,只要无华法林的禁忌症,就应该考虑华法林抗凝治疗,尤其是最初的缺血性脑卒中功能恢复较好时。华法林还有其他的适应症,包括高凝状态、主动脉的动脉粥样硬化斑块脱落或椎动脉颅外段的症状性动脉夹层。口服抗凝药的抗凝强度为 INR 在 2.0～3.0 之间。华法林抗凝的出血并发症与抗凝强度有关,INR 超过 3.0 时尤其容易发生。

故对于 TIA 或缺血性脑梗死等脑缺血患者,并非阿司匹林是唯一可用的抗血栓药物,还有其他抗血小板药物及抗凝药物可以选择。

38 危重的急性脑卒中患者治疗原则与普通脑梗死、脑出血是一致的

❓ 认 知 误 区

由急性脑卒中导致的危重情况,应立即按普通的脑梗死、脑出血的治疗原则进行治疗,待脑梗死、脑出血得以控制,患者的一般情况、意识状态亦会改善。

正解 与 忠告

对于危重的急性脑卒中患者,在治疗原发病的同时,应给予患者支持治疗以保持基本病理生理状况稳定。特别注意监测液体出入量、血清和尿电解质水平以保证适当的液体平衡。对于大面积或进展性脑梗死和大多数脑出血和蛛网膜下腔出血患者,需要在神经科加强护理病房(NICU)中密切观察生命体征。如果没有 NICU,患者需要进入内科加强护理病房观察。至少应该在最

初几天对无并发症的急性脑卒中患者每 4 小时检查一次心脏情况并进行心脏监护,同时观察生命体征(意识水平、血压、脉搏、体温和呼吸)、瞳孔大小和对光反射以及肢体运动,但在严重脑卒中患者应该每半小时进行一次临床检查并适时检测血气和颅内压,尤其是在有意识障碍的患者。对所有昏迷患者应该立即进行的处理包括建立良好的通气道和置入静脉插管以抽血化验和保证水电解质平衡。保持通畅的气道是昏迷患者或虽然清醒但存在呼吸表浅不规则以及呼吸困难的患者处理中的第一要务。对全身循环障碍的处理包括控制心律失常、恢复心排出量以及治疗急性休克或血容量不足。脑卒中和 TIA 患者出现低血压时,可给予血浆、低分子右旋糖酐或生理盐水以保持正常血压。在间隔 30 分钟或以上两次测量收缩压达到或超过 230mmHg 或舒张压在 121～140mmHg、伴有脑出血、急性心肌梗死、左室衰竭、急进性高血压导致肾衰竭或伴有主动脉夹层者在发病后 48 小时内应该在密切监测血压的情况下缓慢降压。

大量脑出血和大面积脑梗死患者常有颅内压增高。降颅压治疗通常包括过度换气、高渗药物、袢利尿剂、开颅减压术以及脑室引流。同时,有意识障碍的患者需要对营养状况、肠道和膀胱功能、皮肤、眼和口腔给予关注,加强护理。

39 出血性脑梗死和缺血性脑梗死同为脑梗死,治疗原则是一样的

认知误区

出血性脑梗死和缺血性脑梗死同为脑梗死,应按照缺血性脑卒中的治疗原则进行治疗,即一般支持治疗和预防并发症,调控血压、控制血糖,脱水降颅压,不常规抗凝治疗,尽早使用阿司匹林抗血小板聚集,降纤、脑保护治疗,中药、康复及预防性治疗。

正解与忠告

出血性脑梗死是脑梗死病灶内继发出血,约占脑梗死的30％,治疗上与缺血性脑梗死有区别。治疗原则根据病因、病情不同,采取个体化处理。

为防止心源性栓塞复发常用抗凝剂,虽无证据表明出血性脑梗死与抗凝治疗有直接关系,但抗凝及抗栓治疗须根据病情变化及时复查CT,如发现出血则及时停药,进行以下处理:

(1)宜停用降纤维蛋白原、抗血小板聚集治疗,宜慎用扩容和血液稀释。脑细胞活化剂宜在水肿过后病情稳定时使用。

(2)出血性脑梗死应以减轻脑水肿和降颅压为主,选用甘露醇、呋塞米,或用白蛋白提高血浆渗透压,也可短期应用激素消除脑水肿,通常无需止血药。

(3)适当调整血压,以防血压过高加重出血,也勿降压过快、过低引起脑灌注不足。

(4)血肿型出血性脑梗死患者经保守治疗无好转,血肿较大时可考虑手术治疗。

(5)其余也需要注意全身支持及对症治疗,加强护理,防治各种并发症;病情稳定后,根据具体神经功能缺损症状选用不同的康复治疗方式。

40 短时间的发作性肢体无力或偏身麻木不要紧

认知误区

有些病人表现为发作性的肢体无力,或者一过性黑矇、肢体麻木等,持续数分钟至数小时自行缓解,无任何后遗症,则不需要治疗。

正解与忠告

短暂性脑缺血发作（TIA）表现为起病突然，迅速出现局灶性神经系统或视网膜的功能缺损，持续数分钟至数小时自行恢复，不遗留任何后遗症状。临床特点有：多见于 50～70 岁中老年人，男性多于女性；发病突然，历时短暂，一般持续 10～15 分钟；临床症状取决于受累的血管，颈内动脉系统受累表现为一过性黑蒙、视物模糊、单瘫、偏瘫、偏身麻木、同向偏盲、失语、认知和行为改变等，椎—基底动脉系统受累表现为一过性眩晕、恶心、呕吐、复视、偏盲、听力下降、共济失调、吞咽困难、构音障碍、交叉性运动或感觉障碍、意识障碍或跌倒发作等。

TIA 后发生缺血性脑卒中的风险相当高，48h 以内约 2.5%～5%，一个月内约 5%～10%，一年内的风险高达 10%～20%。不同病因的 TIA 患者预后不同。高龄体弱、高血压、糖尿病、心脏病等均影响预后，主要死亡原因有完全性脑卒中和心肌梗死。未经治疗的 TIA 患者，约 1/3 发展为脑梗死，1/3 反复发作，1/3 可自行缓解。TIA 短期内多次发作，常常是发生严重脑梗死的警报。因此，及时诊断治疗 TIA 是预防脑梗死的重要手段。

对于 TIA 患者，治疗过程应遵循个体化原则，包括控制危险因素、药物治疗和外科手术治疗。出院时，告知患者及家属病情的诊断，包括高血压、糖尿病等，详细交代用药方法，嘱其改变生活方式如戒烟、限酒、合理饮食、适量运动等，嘱其定期门诊复查。通常，存在以下情况的患者需要考虑住院：①就诊前 2 周内至少 4 次发作（尤其是并非单独短暂性单眼缺血的患者）；②很可能是心源性栓塞者，包括心房纤颤、机械性瓣膜、扩张型心肌病、已经证实心脏内血栓形成或近期心肌梗死；③症状性动脉狭窄或动脉夹层；④已经证实存在高凝状态。

41 无症状性脑卒中亦需按脑卒中常规用药治疗

认知误区

无症状性脑卒中也属于脑卒中,也需要行脑梗死常规治疗,如脱水降颅压、改善脑代谢、防治并发症、康复训练等。

正解与忠告

无症状性脑卒中是指无临床症状或症状轻微的脑卒中,包括无症状性脑梗死和无症状性脑出血,不足以引起患者和医生注意。某些急性脑卒中病例在 CT 检查时常发现有一些陈旧性脑梗死灶,但这些患者既往并无卒中病史及相应的临床表现。无症状性脑卒中发生率占脑卒中的 10%～21%。常见病因有高血压、脑动脉粥样硬化、吸烟史、高血浆纤维蛋白原及高红细胞比容等高黏血症及慢性心房颤动。无症状性脑梗死影像学特点为腔隙性脑梗死、累及大脑皮质的非腔隙性脑梗死及分水岭区脑梗死。由高血压和动脉硬化引起的无症状性脑出血多见于壳核、屏状核和外囊。

对于无症状性脑卒中,不要过于紧张,如无急性脑血管病发生,则不需行脱水降颅压、改善脑代谢、防止并发症、康复训练等治疗。但是发生无症状性脑卒中的人群多存在脑血管病危险因素,如年龄、性别、遗传、种族这些不可干预因素及高血压、心脏疾病、糖尿病、高脂血症、动脉硬化、吸烟酗酒、肥胖、高同型半胱氨酸血症等可干预因素。因此应针对这些可干预危险因素选用适当的预防措施,并对高危患者(如房颤、心脏病)给予针对性治疗。

42 脑出血急性期应立即送至大医院

认知误区

脑出血起病急骤、病情凶险、死亡率高,且早期的治疗与预后密切相关。所以在急性期应该送到大医院进行治疗。

正解与忠告

脑出血是脑血管病中的常见病之一,其致残率及死亡率均较高。且急性期血肿扩大是造成脑出血患者病情加重及死亡的重要原因,血肿扩大高发时间是 6 小时以内,部分在 6～24 小时之内。所以说脑出血急性期应该绝对卧床休息,保持安静,24～48 小时内尽量避免搬动,可以进行就地治疗,因为在急性期搬动脑出血患者,就会容易造成患者脑内继续出血和脑疝等危险发生,可在发病后逐渐给患者翻身、拍背,以防止褥疮和坠积性肺炎等发生。

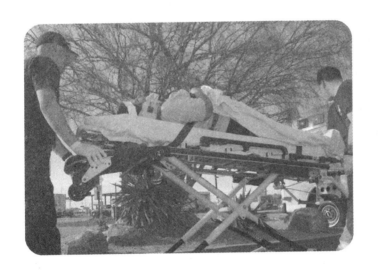

脑出血的治疗就是安静卧床、保持呼吸道通畅、脱水降颅压、调整血压、防治继续出血、加强护理、防治并发症。对于基底节区中等量以上出血(壳核出血≥30ml,丘脑出血≥15ml);小脑出血≥10ml 或直径≥3cm 或合并明显脑积水;重症脑室出血,可以选择外科手术治疗,尽早清除血肿,减少血肿对周围组织压迫,降低颅内压,降低致残率、挽救生命。手术方法主要包括:去骨瓣减压术、小骨窗开颅血肿清除术、钻孔血肿抽吸术和脑室穿刺引流术。不管是脑出血的内科治疗还是外科治疗,在一般的医院都可以处理,没有必要非要转至大医院治疗。

43 脑出血不能使用活血化瘀中药

认知误区

脑出血是由于高血压细小动脉硬化,因血压骤升而发生血管破裂所致。那么既然是出血就不能使用活血化瘀药物,否则会导致出血加重甚至发生再出血。

正解与忠告

脑出血是指原发性非外伤性脑实质内出血。其发生机制为长期高血压使脑细小动脉发生玻璃样变性、纤维素样坏死,甚至发生微动脉瘤或夹层动脉瘤,在此基础上血压骤然升高时易导致血管破裂出血。一次高血压性脑出血通常在30分钟内停止,致死性脑出血可直接导致死亡。既往认为,活动性脑出血是一次性的,脑出血后血肿压迫微循环是引起脑组织损害的主要因素。但目前多数学者认为,脑出血患者于发病后有继续出血倾向是因为血肿分解释放多种活性物质对脑组织具有损害作用,造成局部脑血流和代谢的变化、脑水肿、血脑屏障的损害及对脑细胞的毒性损伤等诸多方面。所以说脑出血的治疗必须能够调节血流变、改善出血灶局部的微循环等。近年来的治疗观察证明,活血化瘀药用于脑出血急性期治疗取得了确切的治疗效果。研究证明,这是因为活血化瘀药能对抗脑内血肿、脑水肿、脑组织变性坏死及其他作用,即:

(1)减轻血管痉挛状态,提高了脑血管的自动调节功能,增强损伤脑组织对缺氧的耐受性,促进神经功能恢复,缩小病灶范围;

(2)改善了出血灶局部的微循环,促进颅内血肿的吸收;

（3）降低血压，改善脑损伤部位毛细血管的通透性，减少渗出，降低脑组织含水量，使颅内压下降；

（4）调节血流变，控制和防止中风病程中血液高黏滞综合征的发生。总之，脑出血使用活血化瘀药物的关键是认清患者基础疾病，根据具体病例辨证施治，及时、恰当、合理地运用活血化淤药物。

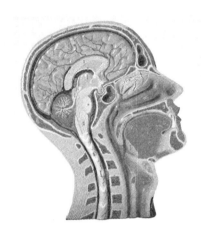

44 蛛网膜下腔出血病人只能就地治疗

认知误区

蛛网膜下腔出血病人犹如脑出血患者一样，为避免发生再出血，在急性期应该就地治疗，不能转至大医院治疗。

正解与忠告

蛛网膜下腔出血通常是脑底部或脑表面的病变血管破裂，血液直接流入蛛网膜下腔引起的一种临床综合征，约占急性脑卒中的 10％ 左右。再出血发病率为 11％～15.3％，是其主要的急性并发症，也是死亡原因之一。尽管睡眠不佳、情绪激动、血压骤增会增加蛛网膜下腔再出血的风险，但最主要的原因是动脉瘤破裂。研究发现20%的动脉瘤患者病后10～14日可发生再出血，使死亡率约增加1倍。因此，尽早诊断病因并针对病因进行相关治疗是防止再出血的关键。

对于蛛网膜下腔出血病因诊断最主要的检查方法就是脑血管造影，它可以清楚显示动脉瘤的位置、大小、与载瘤动脉的关系、侧支循环情况及有无血管痉挛等。同时利于发现烟雾病、血管畸形等常见病因。然而好多基层医院没有条件行脑血管造影，因此尽管诊断出来蛛网膜下腔出血，但是并不能进一步明确病因诊断及治疗。因此，随时有可能出现再出血，不仅所有前期的治疗前功尽弃，而且会增加死亡率。所以说在这种情况下，就应该及时转至大医院进行及时有效地检查及治疗，尽可能的避免再出血的发生。

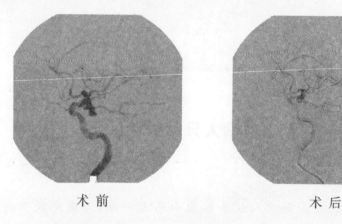

术前　　　　　　　　　　　　　　术后

动脉瘤手术

45 蛛网膜下腔出血的治疗就是对症止痛治疗

认知误区

蛛网膜下腔出血最主要的症状就是剧烈头痛，因此，对于这种疾病最主要的治疗方法就是对症解除患者的疼痛，并且头痛好转就代表着治疗有效。

正解与忠告

蛛网膜下腔出血能引起一系列病理生理改变,传统理论认为引起头痛主要是因为血液流入蛛网膜下腔刺激痛觉敏感结构,颅内体积增加使颅内压增高。现在也有研究表明血性脑脊液引起蛛网膜下腔广泛的炎性反应也是引起头痛的主要原因。

其实头痛即使不对症治疗,随着出血的消散、颅内压的降低,炎性反应的减弱,也会逐渐减轻。但是出血的原因如果不处理,肯定还会再出血,甚至危及生命。因此,对于蛛网膜下腔出血的病人来说,头痛好转不能代表治疗痊愈。最主要的治疗原则就是防治再出血、降低颅内压、防止迟发性脑血管痉挛,减少并发症、寻找出血原因、治疗原发病和预防复发。

在治疗方面,除了一般的内科对症处理及营养支持外,手术治疗是根除病因、防止复发的有效方法。动脉瘤手术方法包括动脉瘤颈夹闭术、动脉瘤切除术等。血管内介入治疗采用超选择导管技术、可脱性球囊或铂金微弹簧圈栓塞术。对于动静脉畸形也可采用供血动脉结扎术、血管内介入栓塞治疗等。因此,蛛网膜下腔出血最主要的治疗不是对症治疗,而是针对病因治疗。

46 蛛网膜下腔出血与脑出血治疗原则是一样的

认知误区

两者同为颅内出血,故均需要内科常规治疗、控制血压、止血、预防并发症等,治疗原则是一致的。

正解与忠告

脑出血和蛛网膜下腔出血治疗原则有相似之处,但仍有不同。

脑出血治疗:内科治疗:

（1）一般治疗,安静卧床休息 2～4 周,避免情绪激动和血压升高,严密观察生命体征;保持呼吸道通畅;注意水电解质平衡和营养;合并糖尿病患者调节血糖水平于 6～9mmol/L 之间;明显头痛、过度烦躁不安者,酌情给予镇静止痛剂,便秘者可选用缓泻剂。

（2）积极控制脑水肿、降低颅内压是脑出血急性期治疗的重要环节。

（3）当血压≥200/110mmHg 时,应采取降压治疗,使血压维持在略高于发病前水平;当血压<180/105mmHg,可暂不使用降压药。

（4）防治感染、应激性溃疡、抗利尿激素分泌综合征、痫性发作、下肢深静脉血栓形成或肺栓塞等并发症。

（5）符合适应症者需外科手术治疗。

蛛网膜下腔出血治疗:内科治疗:

（1）绝对卧床休息 4～6 周,避免引起血压及颅压增高的诱因,如用力排便、喷嚏、情绪激动、疼痛及恐惧等;慎用阿司匹林等可能影响凝血功能的药物及非甾体类药物等可能影响呼吸功能的药物;去除头痛病因后,对平均动脉压>120mmHg 或收缩压>180mmHg 患者,在密切监测血压条件下使用短效降压药维持血压稳定在正常或发病前水平;给予生理盐水保证正常血容量和足够脑灌注,注意营养支持,防止并发症的发生等。

（2）颅内压升高者进行降低颅内压。

（3）预防再出血。

（4）预防脑血管痉挛。

手术治疗。手术目的是根除病因,防止复发;动脉瘤的根除是防止动脉瘤性蛛网膜下腔再出血的最佳办法;动静脉畸形可采用整块切除术等,由于动静脉畸形早期再出血风险远低于动脉瘤,手术可择期进行。

综上所述,脑出血和蛛网膜下腔出血的治疗原则不同之处是蛛网膜下腔出血主张止血治疗,并预防再出血、脑血管痉挛等并发症。且蛛网膜下腔出血患者的卧床休息时间较脑出血更长。

47 蛛网膜下腔出血并发症与脑出血一样

认知误区

蛛网膜下腔出血与脑出血一样属于急性出血性脑血管病,且发病后需要较长时期卧床休息,和脑出血一样容易发生下肢静脉血栓、肺栓塞、褥疮等全身并发症,其他没有什么特殊注意的。

正解与忠告

蛛网膜下腔出血(SAH)患者的早期治疗主要为了预防和处理神经系统并发症,包括再出血、血管痉挛和脑缺血、脑积水以及癫痫发作,还包括处理多种全身并发症,如低钠血症等电解质紊乱、心律失常和心肌损害以及神经源性肺水肿。以下将简单介绍神经系统并发症的预防和治疗。

再出血:SAH后数天再出血的可能性最大,尤其是最初24小时内。尽早手术、血管内治疗和药物治疗可预防再出血。患者要被安排在监护室或普通病房中距离护士站较近的病房中,保持安静,绝对卧床,并严密观察。床头抬高30度,避免腹部用力,给予镇咳药物防止咳嗽。密切观察患者意识水平。烦躁者给予镇静,疼痛明显者给予镇痛。抗纤溶药物如6-氨基己酸或氨甲苯酸有助于减少动脉瘤的再出血,但对总体预后无帮助。神经状况的恶化,可能提示再出血,尤其是在SAH后早期,应该立即行头颅CT检查除外再出血或急性脑积水。出现急性脑积水或脑实质内有血块伴有占位效应则需要紧急外科处理。

脑血管痉挛和脑缺血:SAH患者中大约30%发生血管痉挛,通常始于出血后3~5天,最常发生在5~14天,2~3周后缓解。处理方式:①采取预防措施,包括补足液体和钠离子,慎用降压药物,并给予钙离子通道阻滞剂;②采用5％白蛋白、胶体液或袋装红细胞扩容;③维持中心静脉压在8～12mmHg和肺动脉楔压在16～20mmHg;④可以用多巴胺升压;⑤考虑球囊成形术、外科引流血凝块和其他干预治疗,但需要进一步进行随机临床试验。

SAH患者中约20％发生急性脑积水。通常表现为入院时反应迟钝或在最初恢复数天后又逐渐出现嗜睡。在因脑积水造成病情恶化的患者,应该考虑立即外科干预,通常采用脑室外引流。

48 脑血管病脱水降颅压治疗只有甘露醇有效

认知误区

高颅压患者造成头痛、恶心呕吐、视乳头水肿,严重者产生意识障碍等神经症状,脱水降颅压治疗是必要的。甘露醇是目前唯一有效的脱水药物。

正解与忠告

脱水剂选用原则:一是根据病灶大小、病期、病情严重程度等具体情况决定;二是根据病人的全身情况和病人对治疗的反应而定。

目前临床常用的脱水剂为:高渗性脱水剂(甘露醇、甘油、人血清白蛋白)、皂苷类中药(七叶皂苷钠)、利尿脱水剂和肾上腺皮质激素四类。

(1)甘露醇降颅压作用明显、肯定,不参与体内代谢,对血糖无明显影响,无明显毒性;但对肾脏损害较重,电解质丢失较多,易引起电解质紊乱,有"反跳作用"。

(2)甘油:作用温和持久,对肾脏损伤较小,电解质丢失少,还能提供能量;但是起效慢,使用时点滴速度要慢,否则可发生溶血甚至引起急性肾衰竭。

(3)人血清白蛋白:脱水效果肯定,能保护脑细胞,对低蛋白血症患者更适用;但是价格昂贵。

(4)七叶皂苷钠:药理作用广泛,药性温和,安全有效,价廉物美;但是有严重肾功能损害的患者慎用。

(5)利尿剂:与甘露醇联合应用,缺点是丢钾严重,不注意补钾易引起低钾血症,易引起血尿。

(6)肾上腺皮质激素:与甘露醇有协同作用,对脑肿瘤和脑脓肿所致脑水肿作用显著,但对脑出血后脑水肿作用不明显;还会使血压增高,可使糖尿病患者病情加重,可促发应激性溃疡,长时间使用可降低机体免疫力,一般脑出血、脑梗死患者不用。

49 急性脑梗死治疗过程中全身情况不重要

认知误区

急性脑梗死情况危机,在超早期符合适应症者进行溶栓外,应积极开展药物治疗。需要给予改善脑代谢、脑保护药物,同时注意调控血压、血糖、颅压等可能对脑梗死预后有影响的因素,其他的不重要,不需要给予治疗及预防。

正解与忠告

脑卒中后发生肺炎、深部静脉血栓或肺栓塞的比例大约为30%、10%和5%。70%的并发症因颅内出血或快速进展的脑水肿等脑部病变所致,30%由全身疾病所致,包括心肺衰竭、全身感染、低钠血症、药物副作用或其他代谢性障碍。早期发现并及时处理这些并发症很重要。

非神经系统并发症:卧床患者容易发生深部静脉血栓和肺栓塞。间断性充气压迫装置、肢体被动运动、抬高下肢6~10度、弹性长袜和普通或低分子肝素有助于预防深部静脉血栓。每天询问患者有无胸痛和气短以排除肺栓塞,若怀疑肺栓塞的患者,应该静脉注射肝素,高度怀疑者需要行肺动脉造影。积极吸痰、深度呼吸训练和早期活动有助于预防肺炎。尽可能避免留置导尿预防尿路感染。质子泵抑制剂或组胺受体拮抗剂可预防消化道溃疡,通便和润肠药物有助于减轻便秘。采用充气床垫、每1～2小时翻身一次、保持被单整洁、保持皮肤干爽和减少大小便失禁来预防褥疮。不能闭眼的患者可采用人工泪液或眼罩来保持角膜的湿润、预防角膜混浊和溃疡。

神经系统并发症:脑梗死患者大约10%发生癫痫,30%发生在最初的2周内,75%在脑卒中后的第1年内。脑出血和脑栓塞最常见合并癫痫发作,无需常规预防性应用抗癫痫药物。脑血管病导致癫痫发作时或癫痫持续状态时采用静脉注射地西泮治疗,脑血管病急性期后仍有癫痫发作,按癫痫常规治疗,根据发作类型不同,可选用卡马西平、苯妥英钠、拉莫三嗪、左乙拉西坦等,用药期间监测肝功能及血常规。在注射抗癫痫药物时需要心电图和血压监护。

50 脑出血发生后需要尽快把血压降到正常值

认知误区

脑出血指非外伤性脑实质内出血,最常见病因为高血压合并细小动脉硬化。因此脑出血发生后应该尽快将血压降到正常值,既可预防出血再次发生,又有利于病情恢复。

正解与忠告

脑出血的治疗原则为脱水降颅压,减轻脑水肿,调整血压;防止继续出血;减轻血肿压迫等所致继发性损害,促进神经功能恢复;防止并发症。并根据出血部位、血肿量、有无继发性脑室出血、有无脑积水、脑疝、意识状态、一般情况等综合考虑,做出恰当的内外科治疗的选择。

脑出血急性期血压显著增高时,适当降压是防止继续出血的重要措施。脑出血急性期高血压一方面反映原有高血压程度,另一方面是颅高压情况下维持正常脑血流量的脑血管自动调节机制。因此,脑出血急性期高血压的处理原则如下。

(1)强调适当降压,若血压降为正常可有以下风险:慢性高血压患者已适应高血压水平,过度降压破坏脑血管自动调节机制,可导致低灌注或脑梗死;动脉粥样硬化患者可能有脑血管局部狭窄,过度降压可使血流量明显减少。

(2)急性脑出血时颅内压增高和脑水肿可加剧高血压,应先用脱水剂,如血压仍不下降说明血压升高可能与高颅压无关,再选用降压药。

(3)降血压宜缓慢,防止个体对降压药异常敏感。美国预防、检测、评估与治疗高血压全国联合委员会第 7 次报告(JNC-7)指出,脑卒中后血压应控制在 160/100mmHg。

具体降压标准为:①降颅压治疗后,收缩压≥200mmHg,舒张压≥110mmHg,应适当降血压;②收缩压<180mmHg 或舒张压<105mmHg 时,可不必使用降压药;③降压治疗时,要使血压维持在略高于发病前水平,如果对既往血压不详者,急性期可考虑控制在 180/105mmHg 左右;④降压治疗应避免使用强降压药物,注意血压降低幅度不要过大,防止因血压下降过快而造成脑的低灌注,加重脑损害;⑤血压过低者(收缩压<90mmHg)应给予升压治疗,以保持脑灌注;⑥恢复期血压缓慢降至高血压控制目标血压。

51 急性脑梗死患者入院后应迅速将血压降至正常

？认知误区

高血压是脑血管病的独立危险因素,很多脑梗死患者是由于高血压动脉粥样硬化引起的。故脑梗死患者入院后,应尽快用降压药物,将血压降至正常水平,有利于脑梗死的治疗。

正解与忠告

除心力衰竭、肾功能衰竭、主动脉夹层分离等情况外,除非收缩压＞220mmHg或舒张压＞120mmHg,可不必急于降压,但应严密观察血压变化。如有指征,降压治疗应缓慢进行,并严密观察血压变化,防止血压降得过快过低,否则可能导致神经功能恶化。

降压治疗首选作用持续时间短和对脑血管影响小的药物,避免舌下含服硝苯地平等能导致血压迅速下降的降压药。在溶栓治疗前及溶栓后的24小时内,如果收缩压＞180mmHg或舒张压＞105mmHg,应及时降血压治疗,防止发生继发性出血。可使用微输液泵静脉滴注硝普钠,每分钟$1\sim3\mu g/kg$,以便随时、迅速、平稳地降低血压至所需水平,也可用利息定、卡维地洛、硝酸甘油等。

低血压有可能使脑梗死周围的半暗带的缺血加重,持续性低血压的情况较罕见。可能原因包括血容量不足、主动脉夹层分离和继发于心肌缺血或心律失常的心输出量减少,应输注生理盐水补充血容量和纠正心律失常使心输出量达到理想目标,若仍无效,可应用血管加压药。血压低于100mmHg的患者需要立即给予生理盐水、5％白蛋白或其他扩容剂。

52　脑梗死患者血脂降的越低越好

认知误区

低密度脂蛋白胆固醇是"坏"胆固醇,血液中如果其含量过高,将会沉积于血管的动脉壁内,逐渐形成动脉粥样硬化性斑块,阻塞相应的血管,增加心脑血管疾病发生的危险性。所以说血脂降得越低越好。

正解与忠告

　　血脂包括甘油三酯、磷脂、糖脂和胆固醇。其中甘油三酯主要参与人体能量代谢,释放大量的能量供机体活动所需,在维持人体正常生理活动中发挥重要作用。磷脂、糖脂和胆固醇是生物膜的基本成分。除此之外,脑和神经也都需有磷脂和糖脂;体内合成激素的必需物质包括胆固醇。因此,人体离不了脂质,那些"谈脂色变"的认识是不对的,如果血脂降得过低,对人体不仅无益处反而会造成严重的危害。

　　上述理论在一些临床试验中也得到了证实。Wei-Chieh Weng 及其同事在研究中发现高胆固醇血症在急性缺血性脑卒中中能减轻卒中的损害。出现这种现象的原因可能是在急性炎症反应阶段,胆固醇能够提高人体的应激能力。此外,Kang-Ho Choi 等人认为不论是高甘油三酯血症还是低甘油三酯血症都是急性缺血性脑卒中不良预后的危险因素。甘油三酯作为体内储存及供给能量的重要物质,其水平偏低说明人体的营养状况不佳,当急性缺血性卒中发生时,对应激的耐受性差,从而导致不良预后。

　　在血脂的控制问题上我们必须遵循适度原则。既不能让其过高,又不能降得过低。只有这样才能起到预防疾病、治疗疾病的目的。

53　血脂正常的人不用吃降脂药

认知误区

　　血脂代谢异常在动脉粥样硬化和脑血管病的发生和发展中起重要作用,不仅可造成动脉内膜损伤,在内膜下沉积,而且影响血液黏度。因此对于血脂高的高危人群应该积极服用降脂药物。但是当血脂降至正常时,就不必再服用降脂药物。

正解与忠告

临床上最常使用的降脂药物就是他汀类,其作用具有多向性效应。除了通过阻碍肝脏内源性胆固醇的合成,增加肝细胞膜上低密度脂蛋白受体的合成等起到降脂作用外,另外还有其他非降脂作用,通过抑制类异戊二烯合成,能够改善内皮功能、增加血流、减少低密度脂蛋白氧化、增强动脉粥样硬化斑块的稳定性、抑制血管平滑肌细胞增殖和血小板聚集以及减轻炎症反应。他汀类药物包括氟伐他汀、辛伐他汀、瑞舒伐他汀以及阿托伐他汀等,是临床上最常用的降脂药物,广泛应用于高脂血症的治疗。他汀除了具有调节血脂的作用外,还有抑制血管内皮炎症反应,稳定粥样斑块,改善血管内皮功能,延缓动脉粥样硬化进程、保护神经和抗血栓等作用。

循证医学研究证实,他汀类药物降低胆固醇(TC)以及低密度脂蛋白(LDL-C)的作用最强,而且可以降低脑卒中患者总死亡率,阻止甚至逆转动脉粥样硬化斑块发展。值得提出,急性心脑血管意外事件和非急性发病期高危患者,即使血脂水平在正常、甚至偏低范围,都是服用他汀的指征。

另外值得指出的是,化验单中血脂的"正常参考值"是对"正常"的人群血脂普查得的平均值。此水平并不代表血脂水平与动脉硬化、心脑血管病发展之间的关系。有研究证实,血液中血脂的水平与局部动脉粥样斑块对血管的阻塞程度、斑块的稳定性都没有关系。也就是说,即使血液中的血脂正常,也不代表局部组织斑块情况正常。

除此之外,他汀类药物治疗的长期获益与治疗时间的延长直接相关,能够降低脑卒中的发生风险。并且在急性卒中时,突然停用他汀类药物较之前未使用过此类药物的患者相比,早期神经功能恶化增加数倍,且增加平均梗死面积。并且,如果突然停用他汀类药物,有可能导致血脂反弹。正确的方法是:根据实际情况逐渐调整药物剂量,维持一段时间,然后再缓慢停药。

54 脑梗死伴糖尿病患者治糖尿病是多余的

❓ 认知误区

脑梗死属于急性脑血管病,若治疗不及时,可能延误病情,留下严重后遗症,严重者危及生命。而糖尿病,尤其 2 型糖尿病是慢性病。故一旦糖尿病患者发生脑梗死,则只需抓紧治疗脑梗死,暂不用治疗糖尿病。

📄 正解与忠告

糖尿病的血管并发症包括大血管动脉粥样硬化的加快和小血管病变,最常见的受累血管床是视网膜和肾脏的血管床。糖尿病是脑血管病的危险因素,尤其是缺血性脑血管病。由于糖尿病常常合并其他动脉粥样硬化的危险因素,例如高血压、血脂异常,所以糖尿病患者必须严格控制相关疾病,并更加积极地控制各种危险因素,例如,血压控制 < 130/80mmHg,LDL 胆固醇 < 100mg/dl。血糖水平控制在正常范围内也可以减少脑卒中的发生。糖尿病的治疗目标是空腹血糖<6.1mmol/L(110mg/dl)或 HbAlc 接近正常(<7%)。

临床和影像学研究均发现急性脑梗死后的高血糖是神经功能状况预后不良的危险因素。尚无明确证据表明积极控制高血糖可改善预后。但如果血糖高于 11.1mmol/L(200mg/dl)则需要给予胰岛素积极控制血糖治疗并密切监测血糖。也需要密切注意液体量。如果有脱水的表现,需要保持出入量平衡,最初采用生理盐水注射,每小时 100ml。应该避免含糖和含自由水的液体。

55 脑血管病患者康复治疗意义不大

❓认知误区

患者已有药物治疗,只要休息好、营养好,可以逐渐恢复,不需要康复治疗。

正解与忠告

"康复"一词相传在我国最早见于公元 900 年左右的《旧唐书》中,书中有"武则天病后得到康复"的记载,实际上武则天病后并没留下残疾,而是从疾病中完全恢复健康。因此,我国历来把康复作为疾病后完全"恢复"的同义词,这使我国对康复的理解与国际上有相当大的差异。WHO 医疗康复专家委员会给康复的定义是"康复是指应用各种有用的措施以减轻残疾的影响和使残疾人重返社会。"从此定义中我们可以看出,康复治疗与药物治疗有根本区别。康复治疗的目的不是治愈疾病,而是想方设法恢复患者或残疾者的功能。康复治疗的方法不是药物和手术,而是以运动疗法为代表的各种功能恢复训练方法。正因为从治疗目的、方法上均与临床医学不同,才形成了独特的、有鲜明特色的医学专业。

我国专家对脑卒中偏瘫也进行过一些对照观察,例如:偏瘫患者步行恢复率:康复治疗组 89.7%,单纯神经科治疗组 65.2%;平均住院日:康复治疗组 74.4 天,单纯神经科治疗组 106.1 天。由此可见,脑卒中偏瘫绝非靠药物、休息和营养就能逐渐恢复的疾患,必须尽早康复治疗,才有希望实现最大限度的功能恢复。

56 脑血管病的康复治疗就是针灸和按摩

脑血管病的康复治疗就是请中医针灸大夫扎银针、按摩,没有其他的手段。

正解与忠告

按照中医理论,脑血管病属于"筋失所养,经络阻滞",采用针刺和按摩治疗可以通经络。在脑血管病患者康复治疗中,针灸和按摩确实发挥了重要作用,使康复治疗更具中国特色。但是,针灸和按摩不能代替康复治疗的全部。

康复治疗是一个系统工程,主要包括:

(1)运动疗法:用于恢复偏瘫患者的运动功能,主要是一对一(即一个康复治疗师对一个患者)的手法治疗。治疗方法是根据中枢神经发育学原理,通过易化和促通技术恢复患者的运动和感觉功能,抑制异常运动和反射。也配合使用一些运动器械促进患者的运动能力。

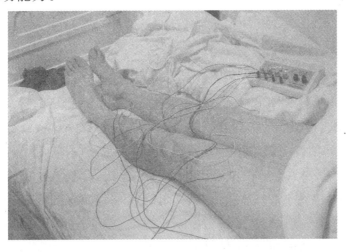

（2）作业疗法：是针对上肢运动能力、协调性和手的精细活动进行的康复治疗，目的是恢复患者的日常生活活动能力。

（3）物理治疗：如功能性电刺激、生物反馈治疗和相应的理疗，改善偏瘫肢体的肌肉和循环问题。

（4）言语治疗：对伴有言语功能障碍的患者进行治疗，以改善患者的言语沟通能力。

（5）心理治疗：脑卒中偏瘫患者常伴有抑郁、焦虑情绪，需要给予适当的心理干预。

（6）康复工程：对于偏瘫肢体可以配置适当的矫形支具，以阻止肢体变形，辅助功能活动。

（7）康复护理：患者发病早期或卧床期的肢体功能位摆放和被动活动，预防呼吸道、泌尿道和胃肠道的并发症等。

57 康复治疗很简单

认知误区

康复治疗很简单，没有什么技术含量，无非就是活动胳膊、拉拉腿。

正解与忠告

这是最严重的错误观点。当人体的感觉功能和肌肉张力正常时，肢体的运动会受到本能的自我保护。例如，一位老年人由于韧带和关节囊的老化，平时手臂向前抬起时肩关节的活动范围只能达到150度。如果手臂受到外力继续向上抬举，就会感到肩部疼痛，同时肌肉也会出现反射性收缩，以对抗不适当的运动。这就是自我保护。如果保护机制不存在了，肩关节任由外力拉到平时不能达到的活动范围，关节周围的肌肉、肌腱等组织就会受伤。脑卒中偏瘫患者在患病早期就处于这样的状态：肌肉松弛瘫痪。患者家属或没受过专门训练的护理人员出于对患者的关心，希望其早日恢复运动功能而贸然在其患侧肢体不能主动做各种运动时帮其做过多的被动运动，就极易造成患者软组织损伤，甚至引起关节脱位和骨折。虽然有些损伤较轻微，损伤后从外表看不到红肿、淤血等现象，但这些损伤可以在不知不觉中引起关节内部的慢性炎症和粘连。这种损伤最常出现于肩关节和髋关节。康复训练必须在经过康复医师、康复治疗师以及康复护士等专业人员指导下，根据每个患者的具体情况进行具体分析、制定有针对性的治疗方案，由治疗师按步骤一步一步的进行训练，具体的可以精确到每一块肌肉，每一动作的训练，都不是随意的，不然的话，肯定会出问题的，比如好多患者都出现肩关节半脱位、肩关节疼痛、肩手综合征等问题，这就是没有按照康复医师以及治疗师的要求做所致的，而且后果非常严重，因为一旦出现肩手综合征，基本上病人这个胳膊、这个手就残废了。所以康复治疗不要自作主张、自以为是的进行，要按照医生、治疗师、护士的指导来做。

58 康复治疗对脑血管病患者后遗症没有效果

认知误区

脑血管病发生后患者肢体等功能出现缺失，早期治疗后仍有肢体瘫痪，后续再怎么治疗也没有效果。

正解与忠告

脑血管病的康复治疗应尽早进行，一般在患病后立即开始。最佳康复期在发病后 3 个月内。对 3 个月以上再进行康复治疗的患者也有一定的效果，关键在于方法正确。国外报道，脑损伤的恢复过程没有终点，只是恢复进程逐渐减慢。运动功能的恢复可持续到伤后 1 年或 2 年，甚至有研究证实可持续到形成固定损害之后 5 年以上。国内也有报道，一组平均病程 11 个月的恢复期和后遗症期患者，从未接受过康复治疗指导，被"废用综合征"

和"误用综合征"所困扰,通过康复治疗性"矫正",使运动功能得到部分恢复。在我国,由于各地区康复医学的发展和医疗费用等问题,有不少脑卒中偏瘫患者未接受过康复治疗,但是,他们仍有"康复潜能",康复治疗还可以改善他们的运动功能和日常生活活动能力。脑卒中使局部脑组织受到损伤,使其功能不能有效发挥。但人的大脑有高度的重组能力和可塑性,即大脑可以通过各种形式让其他部位代替受损伤的脑组织行使其原有的功能。而这种重组和可塑能力与康复训练有密切关系,康复训练越早、越充分,受损大脑功能恢复的越明显。早期的康复训练可促进神经侧枝形成或神经轴突突触联系的建立,对侧大脑半球的功能代偿及功能的重组。况且早期康复可以减少肺炎、压疮等并发症,提高患者战胜疾病的信心。因此,积极开展急性脑卒中患者的早期康复训练,无论是对降低病人的神经功能缺损程度,提高生活自理能力及运动功能,还是防止合并症的发生,都有重要意义。

59 康复是医生的事,与家属关系不大

认知误区

康复是医生的事,只要病人在医院接受治疗就万事大吉了,与自己关系不大。

正解与忠告

其实在脑血管病患者的康复过程中,家庭,或者说家属担当着一个十分重要的角色。一方面家庭的温馨、家人的亲情以及督促训练是患者战胜残疾最有力的支持;另一方面患者的穿衣、进食、如厕等日常生活能力的训练在家庭中不仅可行,而且还极有成效。可以说患者能否回到家庭,是否可以重返社会,在很大程度上取决于家庭对患者继续康复的质量。

有些患者病后变得敏感而脆弱,表现为对医生和家属的过分

依赖性,缺乏康复训练的主动性,认为医生的手法、针灸或家人按摩才是治疗,自身的主动训练是没用的。其实对脑血管病患者而言,主动训练比被动治疗要强上十倍。一般来说在医院康复训练的时间毕竟有限,而功能障碍的恢复过程又是缓慢的,需要较长时间的反复训练、反复刺激才能使功能恢复到一个相当的程度。这一矛盾的解决只有靠患者把康复训练动作贯彻于日常生活中,形成习惯,才有可能加快和巩固康复效果。

60 康复治疗不需要心理康复

❓ 认 知 误 区。

脑血管病患者是脑子的病,只要通过康复治疗治好患者瘫痪的肢体就可以了,无需心理康复治疗。

📄 正解 与 忠告。

大部分家属只顾及患者日常生活照顾及康复训练,忽视了患者难以接受眼前事实及康复训练的艰辛,而产生失望、沮丧、焦虑等情绪变化。脑卒中偏瘫患者常因爆发的疾病和残疾的困扰等方面的原因,表现恐惧、焦虑、抑郁、愤怒或自卑等,并且康复是一条艰苦而又漫长的道路,需要毅力和恒心。因此,对患者的心理疏导、心理支持尤为重要。在疾病的康复过程中,多给予理解,开导,耐心倾听患者的心声,消除不良情绪,实现有效沟通,促使患者脱离心理阴影,并以身心愉快,积极配合的姿态投入临床的康复治疗,才能达到理想的康复训练效果。加强心理护理,强化健康宣教在疾病康复期中最为重要。患者经过积极配合以及常规治疗护理后,病情迅速好转,这个时期患者往往思想上要放松,尽管护士再三向患者进行宣教,但患者感觉自己病情已好,加之缺乏医学知识,对护士的心理护理掉以轻心,不加重视,以至于临床上出现了因情绪波动而导致再出血死亡的病例。宣教工作必须生动有效,要详细解释疾病的理论知识,想方设法提高宣教工作的质量。脑卒中患者的心理状态对疾病的预后起着至关重要的影响,良好的心理状态可促进疾病的恢复,相反有心理障碍者则起到相反作用,通过我们对病人的心理状态进行分型,并针对分型进行护理,调整了病人的心理因素,使其有良好的心理状态,从而形成良性循环,促进心理和生理的康复,提高生活质量,早日回归家庭、回归社会。

61 康复不见效果就放弃

认知误区

脑血管病患者坚持康复训练了一段时间,还没有恢复到正常就应该放弃。

正解与忠告

脑血管病患者进行康复训练一段时间以后,发现还没有恢复到正常,很多患者就放弃了。俗话说"病来如山倒,病去如抽丝",脑血管病就是典型的例证之一。在出现功能障碍的时候,发生得非常快,故称其为"中风"。可是功能恢复,经常是要以月和年来计。因此,坚持长时间康复训练非常重要。康复治疗有一个重要的原则:早期、持续、正确。这里面所讲的持续,指的就是康复要一直的做下去。一般认为,运动功能一般要 6 到 12 个月,语言障碍超过一年,认知功能障碍可能更长。没有毅力,没有耐心是不行的。对于这样的患者,一定要坚持,坚持就是胜利。坚持的话,你的功能就有可能能够接近恢复到你的最高水平。在脑卒中康复里面,首先要有康复意识,有了康复的意识,才知道去康复;其次就要去行动;第三就是贵在坚持。希望患者和患者家属能够从这几个方面,逐渐地去完善,这样才能真正使患者的功能得到一个最大的恢复。

其实在医院康复训练的时间毕竟有限,而功能障碍的恢复过程又是缓慢的,需要较长时间的反复训练、反复刺激才能使功能恢复到一个相当的程度。这一矛盾的解决只有靠患者把康复训练动作贯彻于日常生活中,形成习惯,才有可能加快和巩固康复效果。在偏瘫患者的康复过程中,家庭,或者说家属担当着一个十分重要的角色。一方面家庭的温馨、家人的亲情以及督促训练是偏瘫患者战胜残疾最有力的支持;另一方面偏瘫患者的穿衣、进食、如厕等日常生活能力的训练在家庭中不仅可行,而且还极有成效。可以说偏瘫患者能否回到家庭,是否可以重返社会,在很大程度上取决于日常生活中偏瘫患者继续康复的质量。发生脑卒中后,一项重要的工作是加强康复锻炼,进行包括肢体功能,言语功能,和生活自理能力的训练。也只有凭借努力训练和坚强的毅力,卒中患者才有可能康复,才有可能实现生活自理。

脑卒中康复治疗包括三级:一级康复是在发病开始一月内,主要内容包括正确的体位摆放,被动的关节活动度训练,开始床上的主动活动训练及床上自理活动。二级康复一般为病后第 2 个月初至第 3 个月末。这一期患者的主动性运动开始恢复,但由于联合反应、共同运动的存在和抗重力肌的痉挛而使运动不能很好随意协调地进行,完成不了精细快速的运动。这一时期康复的目的是降低肌张力以缓解痉挛,打破共同运动的运动模式,尽可能训练肌肉关节能够随意独立的运动,提高各关节的协调性。内容主要包括站立训练、站立平衡、单腿站立、行走训练和上下楼梯训练,以解决患者行走问题。三级康复为恢复后期及后遗症期。患者多回到社区或家中进行康复,这一时期康复的主要目的是如何使患者更加自如地使用患侧,如何通过训练更好地掌握各种家庭日常生活能力,在保证运动质量的基础上提高速度,最大限度提高生活质量,使患者回归家庭、社会及工作。因此,只有坚持不懈的分期、分步进行康复训练,才能使患者的功能得到最大程度的恢复。

62 康复训练越多越好

认知误区

康复训练能够促进患者恢复,活动的越多患者功能就能越快恢复,就能越快康复。

正解与忠告

脑卒中康复治疗实质是学习,锻炼,再锻炼,再学习,是调动剩余脑组织功能的重组和强化残余功能,增强代偿能力,要求病人理解并积极投入才能取得良好的康复效果。康复是一个持续的过程,应将康复贯穿于日常生活中。

康复训练最好是在专业康复医师的指导下进行,制订康复计划,定期评估,指导患者家属或护工协作训练。运动量应适度控制,训练强度应由小到大。如果患者经过一天的训练,休息一夜后仍感疲劳,则显示运动量过大,应酌情减量。切勿锻炼过度,避免过度疲劳影响康复过程。锻炼必须按规定的时间进行,避免偏重锻炼某部位,而忽视锻炼其他部位。避免"超保护"现象,让病人在其力所能及的范围内独立做事、独立行动。训练频率应保持在每周至少 2～3 天,每天 1～2 次,每次约 30～40 分钟。应将训练内容纳入日常生活活动之中,结合起来进行训练。

患者有以下情况时不应做康复训练治疗:①安静休息时心率＞100 次/分,收缩压＞195mmHg,舒张压＞120mmHg,有劳累性心绞痛,心功能不全在 II 级以上,重度心律不齐,合并有心肌梗死;②上消化道出血;③呼吸道感染;④肾功能不全;⑤体温在38℃以上。

63 下地走路越早，恢复就越快、越好

脑血管病患者出现肢体瘫痪越早下地就能越早康复。

正解与忠告

　　正常人步行是双下肢各关节按照一定的规律十分协调地顺序伸展、屈曲，交替完成支撑身体和迈步的动作。偏瘫患者如未经合理的训练而急于开始步行练习，则会出现典型的偏瘫步态。正常人在需要向前迈进时能协调地将髋、膝、踝关节屈曲至适当角度，从而使该侧下肢长度"缩短"，轻松地把脚抬离地面。而偏瘫患者各关节均呈僵直状态，足尖下垂，使得患肢"加长"，抬离地面困难，只能借助向对侧倾斜躯干同时骨盆上提的力量很费力地将下肢向上拉起。而这种拉起的幅度十分有限，仍不能使该下肢顺利地向前迈出，还需向外侧划弧线后再落回身体前方。这就是

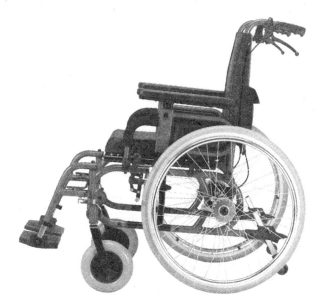

人们常见的偏瘫患者所特有的"划圈"步态,是典型的误用综合征表现。其根本原因就是不当训练加重了负责下肢各关节伸展的肌肉痉挛,使得关节屈曲动作很难完成。如能在偏瘫早期开始正规的康复训练,在患侧肢体运动协调的基础上再进行步行训练,则能形成较为接近正常的步行姿态,提高步行效率。

一般来说,偏瘫患者的运动功能恢复以头颅、躯干和大关节恢复相对较快,下肢运动功能恢复比上肢运动功能恢复早。肢体的运动功能恢复以先近端后远端的顺序出现。例如一般上肢的运动功能恢复以肩关节的活动恢复为先,逐渐地肘关节、腕关节恢复,而手指功能的恢复则相对较慢,其中拇指的功能恢复最慢。当然,有时候由于偏瘫病变损害部位的特殊性等原因,也可使偏瘫肢体功能恢复的顺序有所变化。

64 家属替患者干活能减轻患者负担

认知误区

脑血管病患者患病后出现肢体瘫痪,生活不方便,多替患者干活能减轻患者负担,更有利于疾病的恢复,体现晚辈的孝道。

正解与忠告

2003年,国内江钟立和励建安等人报告了一个非常有趣的观察结果,即家庭人数成为患者日常生活能力恢复的阻碍因素。在人口多的家庭,患者的日常生活能力恢复较差,相反,在人口较少的家庭,患者的日常生活能力恢复较好。这一现象说明,在我国老百姓中"养儿防老"的意识根深蒂固。由于家庭成员多的原因,子女们争着尽孝心,都怕落个不孝之子的坏名声。许多日常生活活动,即使患者能做,也不让患者动手,都是他们替代完成,所以,患者在住院期间虽然也同样接受了康复治疗,但在日常生活活动中的康复意识不强,偏瘫肢体的运动功能和生活自理能力的恢复也就较差。而在人数少的家庭,患者的许多事情只能靠自己去做,生活自理的意识相当强烈,偏瘫肢体运动功能和日常生活活动能力的恢复程度较高。因此,患者的家庭成员应树立康复意识,并非多替患者做事就有利于患者功能恢复,应该积极配合医务人员对患者进行康复治疗,发挥患者自身的主观能动性,以便早日恢复。

65 中风是无法预知的

认知误区

中风是急性病,总是突然发病,而且发病前没有任何征兆,根本没有办法预知。

正解与忠告

中风起病急,真的没有办法预知吗？其实中风发生前往往有一些先兆症状。这些症状主要有:面部、身体一侧突然感到没劲;说话不清楚或不能理解别人的意思;突然看不清;不明原因的头晕、站立不稳或跌倒等,并且这些症状在短时间内能够自行缓解,缓解后身体无任何不适。生活中很多老年人出现过上述表现,但遗憾的是未引起足够重视,从而导致严重后果。

其实上述症状是中风发病前的一种极其危险的信号,医学上称之为"短暂性脑缺血发作",俗称"小中风"。它的特点是出现短暂性(一过性)、缺血性、局灶性脑功能障碍。临床上分为颈内动脉系统短暂性脑缺血发作和椎—基底动脉系统的短暂性脑缺血发作。前者临床表现为单肢无力、偏身无力、偏身感觉障碍、失语或单眼视力障碍等;后者临床表现则为眩晕、眼花、视物呈双(复视)、恶心呕吐、吞咽困难或共济失调(走路不稳)。头面部症状与肢体症状不在同一侧,呈交叉性或双侧肢体的运动障碍或感觉障碍。由于这些症状发生快,一般从无病到出现这些明显症状多数不超过 5 分钟,发作持续时间有的是几分钟或几十分钟,最长不超过 24 小时,所以称为短暂性脑缺血发作。其发作频率不等,有的人反复发作数十次尚不发生完全中风,有的则仅发作 1～2 次便发生完全中风。约有一半小中风病人在 5 年内会发生偏瘫,因此必须高度重视小中风,及早就诊防治。短暂性脑缺血发作的病理基础也是在脑血管动脉硬化的基础上发生的,只不过病变程度轻一些,脑组织缺血时间短暂而已。它多发生在有动脉硬化或高血压病史的老年人身上。

国外研究表明,在短暂性脑缺血发作的患者当中,大约有 1/4～1/3 的患者存在有不同程度的动脉狭窄,如果狭窄比较严重同时又合并小中风发作的,那么他第一年中风率为 12％～13％,5 年内中风率高达 37％。动脉狭窄通常是由于胆固醇等物质沉积于颈部血管造成的,随着狭窄程度的增加,它可能会产生很多细小的栓子脱落,造成患者小中风的发作;如果脱落下来的栓子比较大或者狭窄的部位闭塞,就有可能造成严重的中风,最终导致患者瘫痪、甚至死亡;而更多的情况是使得脑部的血液供应严重不足,导致大脑供氧受到严重的影响,患者会感觉头晕、记忆力下降、反应迟钝等。

因此,一旦出现上述症状就不能麻痹大意,应该去正规医院就诊,及时发现隐藏的危险因素,并及时处理,以免发生中风。

66 换季输液可以预防脑梗死

认知误区

在脑血管病高发季节输些疏通血管的药物可以预防脑梗死。春秋季是脑血管病高发季节,在换季时输液可以疏通血管,稀释血液,从而防止脑梗死的发生。

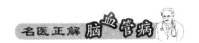

正解与忠告

预防性输液主要是一些活血化瘀、改善微循环、抗血小板聚集等药物，以中成药为主。这些药物主要用于治疗脑梗死，可以起到暂时的扩张血管作用，但是，这些药物的半衰期为数小时左右，其药效并不能维持数月。临床实践表明，定期输液不能降低脑梗死的发病率。而且也没有循证医学证据支持定期输液可以预防脑梗死。相反的，输液可能会给老年人带来不必要的麻烦。

老年患者肝肾功能减低，对药物耐受性差，过度输液会导致水肿、心衰、血管内皮损伤。输液相关并发症增加，比如输液反应、血栓性静脉炎、过敏反应、感染等。

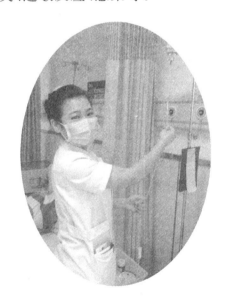

另外由于中药成分复杂，中药注射剂的提取工艺也不尽完善，储存过程中受温度和湿度等外在条件的影响也可能发生变质，其中含有的一些大分子物质或杂质，如蛋白质、鞣酸、挥发油等进入体内可引起过敏等严重的不良反应，可能导致生命危险。

那么，怎么预防脑血管疾病呢？首先，应积极控制血压、血糖、血脂等危险因素;其次,若既往发生脑梗死,则需要长期口服阿司匹林肠溶片或者氯吡格雷;最后,应合理膳食,戒烟限酒、适量运动,保持良好的心态,定期到医院体检等。

总之,预防脑血管疾病是个长期过程,定期输液预防脑梗死没有科学依据。春、秋季气温变化大,老年人要注意保暖。如果出现头痛、头晕,面部、肢体麻木无力,行走不稳等不适,就应该及时到神经内科就诊,避免病情加重。

67 只要长期服用活血药就可以预防脑梗死

认知误区

脑梗死就是脑血管出现堵塞,只要长期口服活血化瘀的药就可以疏通血管,防止脑梗死的发生。

正解与忠告

脑梗死是由于脑动脉粥样硬化,血管内膜损伤使脑动脉管腔狭窄,进而因多种因素使局部血栓形成,使动脉狭窄加重或完全闭塞,导致脑组织缺血、缺氧、坏死,引起神经功能障碍的一种脑血管病。脑血管病诊治指南指出,脑血管病的一级预防是通过改变不健康的生活方式,并积极主动地控制各种危险因素。主要措施有:①防治高血压;②防治心房纤颤等心脏病;③防治糖尿病;④防治血脂异常;⑤戒烟限酒;⑥控制体重;⑦防治颈动脉狭窄;⑧防治高同型半胱氨酸血症;⑨适度的体育锻炼和合理膳食。

因此,对于无明显症状而且颅脑影像学及血管检查无异常者,不建议口服活血化瘀药。因为预防脑血管病的重点在于健康的生活方式,比如戒烟限酒,合理饮食,以低脂肪、富含优质蛋白质、碳水化合物、维生素和微量元素的食物为原则,适度规律的体育锻炼;另外对于有高血压、高血脂、糖尿病、心脏病的患者,应加强对基础病的治疗。这才是预防脑血管病的基本原则。

俗话说:是药三分毒。活血化瘀药大都是中成药,不良反应尚不明确,千万不可盲目服用活血化瘀类药物,尤其是长期服用。建议大家一定要在专科医生的指导下制定适合自身的防治脑血管病的方案。

68 保健品可以预防中风

? 认知误区

保健品具有降压、降血脂、降血糖、软化血管、预防中风等效果,相对于副作用大的西药,保健品对身体无害,可以长期服用来预防中风。

正解与忠告

保健品,也叫保健食品,是食品的一个种类,具有一般食品的共性,能调节人体的机能,适用于特定人群食用,但不以治疗疾病为目的。保健品上市前不经过临床验证,因此并不具有治疗疾病的功效。国家规定,保健品在宣传上严禁使用医疗用语,禁止宣传疗效。但是目前国内保健品市场极不规范,保健品生产商鱼龙混杂,有的甚至没有生产资质。不良商家抓住老年人健康意识强的心理,设各种骗局,引诱老年人购买。有关部门统计结果显示,有70%以上的保健品存在夸大功效的现象。

事实上,保健品不能替代饮食,更不能替代药物。老年人不能依靠食用保健品来达到预防中风的目的。老年人应养成健康的生活习惯,并通过药物控制血压、血糖和血脂,从而达到预防中风的目的。当然,在药物防治中风的基础上,可以辅助食用保健品,但是不能长期食用。另外,保健品一定要通过正规途径购买,选择具有保健食品批文的产品,防止上当受骗。

69 所有的脑梗死患者都应该服用阿司匹林

❓认知误区

阿司匹林能有效预防脑梗死的发生,因而所有的脑梗死患者都应该服用阿司匹林。

正解与忠告

尽管关于阿司匹林治疗急性脑中风患者的研究中表明:在6个月时能减少复发性缺血性卒中,并可以增加存活率;同时阿司匹林治疗也增加了脑卒中后完全恢复的机会;长期服用阿司匹林可以减少25%以上的脑卒中复发。但是,国内外的大量研究资料表明长期服用阿司匹林也会产生一些不良反应,比如①胃肠道反应:最常见,表现为上腹部不适、恶心、呕吐、腹痛、严重者胃溃疡;②出血倾向:阿司匹林可以抑制凝血酶原形成,引起凝血障碍,有出血倾向;③过敏反应:少数患者可出现荨麻疹、过敏性哮喘、血管神经型水肿等;④少部分还可对肾脏产生一定的影响。因此,阿司匹林禁用于消化性溃疡病、有出血倾向或出血性疾病或对水杨酸过敏者。老年人中高血压的比率高,如果平时血压高、药物控制不好,服用阿司匹林就会增加脑出血倾向,此时必须权衡利弊,谨慎使用阿司匹林。

综上所述,并不是所有脑梗死患者都适合长期服用阿司匹林,应当在专科医生的指导下合理应用。

70 安宫牛黄丸可使脑血管病化险为夷

❓认知误区

电视剧里很多主人公患脑卒中后服用安宫牛黄丸,最后都恢复正常了,可见安宫牛黄丸"专治脑卒中",可以使脑血管疾病化险为夷。

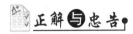 **正解与忠告。**

安宫牛黄丸具有清热解毒、镇惊开窍等功效。可用于热病、邪入心包、高热惊厥、神昏谵语;中风昏迷及脑炎、脑膜炎、中毒性脑病、脑出血、败血症见上述证候者。此种药属于中成药、保健品,尽管在药效上对脑卒中有一定的预防治疗作用,但并不会使脑血管病化险为夷。但对于脑卒中,目前发现是由多种原因引起的,并不是单一的某一因素。因此在治疗脑卒中时,应寻找病因,根据不同的病因进行个体化治疗,切记病急乱投医,听信广告宣传,以免耽误病情。

71 用药越多,预防效果越好

认知误区。

有关治疗脑卒中的药物很多,只要把所有有关的药物,尤其是进口药、贵重药物,用得越多越好,预防脑卒中的效果也越好。

正解与忠告。

脑卒中是脑血管疾病的总称,主要分为两类,即出血性卒中和缺血性卒中,两者防治方案上完全不同。同时仅缺血性卒中也有不同的致病机制,主要分为大动脉粥样硬化型、栓塞型、小动脉病变型、其他原因型、不明原因型。这些类型各有特点,预防的侧重点不同,因而预防服药方案不同,如心源性栓塞型脑梗死的预防就需要服用华法林等抗凝药物,而大动脉粥样硬化型最重要的在于口服他汀类降脂固斑治疗。因此应针对不同病因的脑卒中患者使用不同的药物进行防治。应根据血压、血小板功能、纤维蛋白原、血管超声等检查结果,找出病因,选择最佳防治方案,如降脂固斑、抗凝、扩张血管、扩容、抗血小板、降低纤维蛋白原、活血化瘀等,有的甚至需要进行动脉粥样硬化斑块切除术。因此要求防治方案个体化,不能千篇一律,杜绝不合理用药,尤其是不能追求大而全的用药原则。

72 预防脑卒中主要在于口服药物,改变生活习惯作用不大

认知误区

脑卒中的预防主要是药物治疗,只需要口服正确的药物就可以了,不一定要重视生活习惯的改变。

正解与忠告

在临床治疗中的很多事实告诉我们,得了脑卒中之后,无论多么先进的治疗方式都是被动的。面对依从性差的患者和家属,收效很差。因此,在没有患脑卒中的群众中进行脑卒中的一级预防是预防脑卒中最积极、最有效的措施。

首先,改变生活习惯,养成健康的生活习惯是脑卒中一级预防的首要环节。它包括合理膳食、适量运动、控制体重、戒烟限酒及保持健康心态。有研究表明,保持上述健康生活方式的男性与女性,脑卒中发生的危险分别降低 79％和 69％。可见保持健康生活方式对预防脑卒中的重要性。

其次,还应该定期体检,了解自身身体状况。超过 40 岁的人群至少每年体检一次,有头晕、头痛、肢体麻木、困倦等症状时应随时体检。检查的基本内容主要包括:测血压、化验血常规、血糖、血脂、肝肾功能、凝血功能,监测心电图、颈部血管超声以及头颅 CT 等。

最后,更应该积极、规律的治疗高血压、心脏病、糖尿病等。做到早预防、早诊断、早治疗。

73 预防脑卒中是老年人的事

? 认知误区

脑卒中的病因主要有高血压、高血脂、糖尿病以及动脉粥样硬化等,是老年人群中的常见病,而年轻人平时身体好,没有上述危险因素,不会发生脑卒中,因此没有预防的必要。

正解与忠告

脑梗死是由于脑动脉粥样硬化血管内膜损伤使脑动脉管腔狭窄,进而因多种因素使局部血栓形成使动脉狭窄加重或完全闭塞导致脑组织缺血、缺氧、坏死引起神经功能障碍的一种脑血管病。脑梗死的主要危险因素有:高血压病、糖尿病、体重超重、高脂血症、心房颤动、有家族史者。多见于45～70岁的中老年人。

但随着社会压力的增加及饮食、生活习惯的改变,近年来脑梗死的发病年龄逐渐提前,流行病学调查显示青年脑梗死年发病率为6～20/10万,国内小于45岁的脑卒中占全部脑卒中的9.77%,其中缺血性脑卒中约占63.6%。脑梗死的年轻化给个人和社会增加了沉重的经济负担。

年轻人脑梗死的发病率上升的主要原因有:①年轻人脑力劳动强度大,工作时间长,而且工作之余缺乏锻炼;②精神长期处于紧张状态,生活与工作压力较大;③饮食不规律,常进食高脂高热量食物;④工作应酬多,经常大量饮酒、吸烟。

因此,脑梗死并不是只发生于中老年人。年轻人也应养成良好的生活习惯,坚持锻炼,戒烟少酒,必要时去医院检查,排除脑血管病危险因素。

74 运动越多,患脑血管病的概率越低

认知误区

运动可以预防脑血管病,每天早上很早就起床出门运动,每天运动要超过 4 小时。只要运动越多,患脑血管病的概率就越低。

正解与忠告

坚持适量运动的确是预防脑血管病的积极措施。而且有相关研究表明:不运动者发生脑卒中的危险比每周运动 6 小时及以上者显著增加,并且随着运动时间的增加,发生脑卒中的危险随之降低。但是,超量运动、用力过猛、用力时间过长等均可诱发脑卒中,尤其是容易导致脑出血。因此,在运动时应该选择适合的适量运动,以保证足够的运动量,同时,又不会因过量运动而造成运动损伤。

但什么才是适量运动呢?

首先,应选择适合自己的有氧运动,也就是说:运动强度不是特别大,运动过程中因吸入的氧气与消耗的氧气大体相当,从而保证机体有充分氧气供应的运动。如:快走(指在 12 分钟内走完 1 公里距离)、慢跑、太极等,

其次,应该根据个人身体状况,适当适量,以运动后稍微出汗、不感疲劳的强度为宜。而且,运动过程应循序渐进应按照"热身——运动——放松"三部曲进行。

第三,运动也应该在适宜的时间进行。最好在饭后 45～100 分钟。清晨起床后空腹状态下不可取,主要是由于这段时间血液黏度较高,锻炼时出汗与体内水分消耗,血液会更加黏稠,易发生脑卒中。另外,如患有糖尿病,清晨空腹运动易发生低血糖反应。

最后,运动应当规律,并长期坚持,不能三天打鱼,两天晒网。

每周至少进行 3～5 次适度运动,每天锻炼 1～2 次,每次 30～60
分钟。

75 糖尿病与脑卒中没有太大关系

? 认知误区

糖尿病是以高血糖为特征的代谢性疾病,而脑卒中主要是脑
血管堵塞后导致脑组织缺血性坏死,二者风马牛不相及,糖尿病
和脑卒中没有关系,糖尿病不会引起脑卒中。

正解与忠告

糖尿病患者容易发生脑卒中的原因主要有以下两方面。一、
糖尿病患者以糖代谢异常为主,常引起脂质代谢紊乱,葡萄糖转
化为脂肪的作用减少,脂肪大量分解为甘油三酯和游离脂肪酸,
胆固醇合成旺盛,血中胆固醇大量增加,促使动脉粥样硬化形成。
据统计,糖尿病患者动脉粥样硬化的发生率比正常人高 5 倍。
二、糖尿病患者血糖较高,引起血液黏滞性增加,血流变慢,血小
板功能改变,血液呈高凝状态,容易导致血栓形成,堵塞脑血管。

糖尿病患者脑卒中的发病率和病死率明显高于非糖尿病患
者。据统计,糖尿病患者的脑卒中发病率是普通人的 2～3 倍,而
且病死率是非糖尿病脑卒中患者的 2～7 倍。而脑卒中也是糖尿
病患者死亡的主要原因。有研究显示,有接近 50% 的脑卒中患
者患有糖尿病。

所以,预防脑卒中时一定要重视糖尿病的治疗,防止脑卒中
等严重并发症的出现。首先要积极地控制血糖,尽量使血糖维持
在正常水平,这是防止脑卒中发生的前提和基础;其次要合理饮
食,做到营养均衡,清淡少油,饮食中要增加蔬菜、鱼类、海带、玉
米等缓解动脉硬化的食物,避免食用稀饭以及含糖量较高的饮料
甜点等;另外要适度体育锻炼,提高机体免疫功能,减轻体重。

总之,大家要认识到糖尿病是引起脑卒中的重要原因。一旦发现必须抓紧治疗,以免病情加重。

76 血压不高就不会发生脑卒中

认知误区

近年来,随着健康知识的普及,人们逐渐认识到高血压的各种危害,其中最严重的就是导致脑卒中的发生。如果血压不高,就不会发生脑卒中。

正解与忠告

临床上有部分脑卒中患者测血压并不高,因此他们会有疑问:血压正常怎么还会得脑卒中?其实除了高血压外,还有高血脂、糖尿病、吸烟饮酒等导致脑动脉粥样硬化的危险因素,而且心房纤颤等心脏病引起的附壁血栓脱落,之后堵塞脑血管,也会导致脑卒中的发生;除此之外,部分患者存在颅内血管异常,比如动脉瘤、动静脉畸形、烟雾病等,这也是导致脑卒中的原因之一。所以说,脑卒中是多种因素参与的疾病,引起脑卒中的原因不止高血压。

对于长期患有脑动脉狭窄或硬化的老年患者来说,血压不能降到正常范围,应该比正常值略高。因为脑动脉狭窄患者脑供血已经不足,如果把血压降至正常的话,大脑就会出现供血不足的情况,局部区域甚至出现缺血灶,导致脑卒中的发生。

高血压患者要注意血压变化,按照医生指导服用降压药,保持心情愉快,避免吸烟饮酒、喝浓茶咖啡,以免刺激交感神经,导致血压上升。当然,血压正常者也要保持良好的生活方式,必要时去医院检查,以明确有无其他引起脑卒中的危险因素。

总之,血压正常者也会脑卒中,尤其是老年人。老年人随着年龄的增长,动脉硬化逐渐加重,血管壁弹性降低,血流速度变慢,容

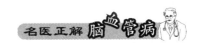

易产生血栓,导致脑卒中发生。因此,血压正常的朋友,尤其是老年人也要做好预防措施,防止脑卒中发生。

77 血压维持在 120/80mmHg 以下最有利于预防脑梗死

认知误区

高血压是造成脑梗死的最主要原因,因而在预防脑梗死的过程中尤其应该注意血压的控制,最好维持在 120/80mmHg 以下,这样最有利预防脑梗死。

正解与忠告

一般来讲除高血压急症(如高血压危象、高血压脑病等)外,其余高血压病病人均宜平稳而逐步降压。因为,血压下降过快、过低,不但会使病人出现头晕、乏力等体位性低血压的不适症状,还极易发生缺血性脑卒中,甚至诱发脑出血,这种情况尤其在老年人为甚。因为老年人均有不同程度的动脉硬化,此时偏高的血压有利于心脑肾的血液供应,如果一味要求降到正常水平,势必影响上述脏器的功能,反而得不偿失。降血压过快、过低也存在脑梗死的危险。慢性高血压患者的脑组织已经适应了偏高的血压水平,若血压过快地降低到正常水平,反而会促进脑缺血,导致脑梗死的发生。所以,降血压不宜降得过快、过低,必须要掌握住缓慢、平稳的原则。

特别值得一提的是,有不少冠心病病人在使用扩血管药和降压药的时候发生脑梗死。发生这种情况的原因主要是因为患者长期高血压,导致脑血管硬化,血管阻力较大,只有在较高的灌注压下才能保证脑血管流量,因为追求过度的理想血压,导致脑灌注不足,最后形成梗死。因此,对这部分患者,在降压过程中应密切关注病人有头痛、头晕和血压的变化,及时调整用药量,防止血压太低而出现缺血性脑卒中。

综上所述,对于高血压患者的血压控制水平应该因人而异,个体化设定,不能一概统一降至 120/80mmHg 以下。

78 高血压没有症状,就不需要治疗

❓认知误区

高血压病是慢性病,血压高一点是老年人的正常现象,如果没有身体不适完全可以不用管,不需要治疗。

正解与忠告

高血压是由多种病因引起,起病缓慢、渐进,一般缺乏特殊的临床表现,而且约有 1/5 的患者并没有明显症状。但高血压是心脑血管疾病、糖尿病等慢性病的危险因素,很多研究证实,高血压患者的脑血管疾病风险明显高于正常人群。因此,对于没有症状的血压升高(血压高于 140/90mmHg),应予以重视,做到早发现、早诊断、早治疗。同时,应在专科医师的指导下坚持"规律、个体化"的用药原则,以减少高血压带来的心、脑血管疾病的发生率和死亡率。此外,更应在用药的同时改善生活行为,稳定血压水平。

79 血脂高的人才会得脑梗死

❓认知误区

随着人们生活水平的提高,我国居民的血脂水平不断上升。高血脂、高血压、高血糖,被人们统称为"三高"。高血脂就是血液黏稠了,容易堵血管,所以得脑梗死的风险大;相反,如果血脂正常的话就不会得脑梗死。

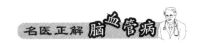

正解与忠告

高血脂,准确说应该是血脂异常,是引起脑卒中的原因之一。现代人由于应酬多,吸烟酗酒,生活不规律,导致很多年轻人也患上了高血脂。医学上认为,高胆固醇血症、高密度脂蛋白减低、低密度脂蛋白升高以及高甘油三酯血症是动脉粥样硬化的危险因素。当血液中血脂尤其是低密度脂蛋白增高时,容易形成动脉粥样硬化斑块,这些斑块在动脉壁沉积,使血管狭窄,导致局部脑缺血发生。

防治血脂异常应强调以控制饮食及体育锻炼为主,辅以药物治疗,如他汀类药物,定期复查血脂。对极高危人群,将低密度脂蛋白降至更低的水平是一种合理的临床选择。在一定的程度上,低密度脂蛋白降的越低越好。

引起脑梗死的危险因素有很多,比如高血压、糖尿病、高血脂、吸烟、心房纤颤等。因此,并不是说血脂正常就万事大吉,就不会发生脑梗死,还需要进行其他危险因素的评估。总之,中老年人无论血脂正常与否,都应重视脑梗死的预防。

80 瘦人不会发生脑卒中,爱吃素的人也不会得脑卒中

认知误区

脑卒中的患者多为胖子,瘦人是不会发生脑卒中的。平时爱吃素的人一般没有高血脂、高血糖,因而不会发生脑卒中。

正解与忠告

脑卒中的发生与体型的关系并不是很大,只不过瘦人得脑卒

中的概率较胖人少一些罢了。近年来研究发现，人体内蛋白质不足也能诱发脑卒中。同样，瘦人也会发生动脉硬化、血脂异常、高血压、糖尿病和冠心病等。

因此，在预防脑卒中时合理膳食才是最重要的。健康饮食应该做到以下几点：

（1）低盐饮食：每天盐的摄入量应该控制在 4～6g。人体盐的摄入量过多，不仅会增加血容量进而加重心脏负担，还能增加血液黏稠度，从而使血压升高。

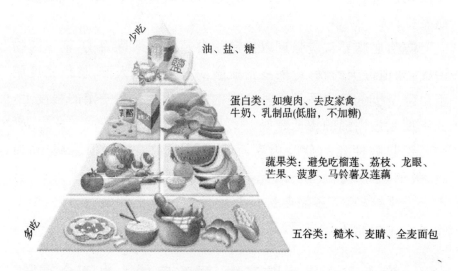

（2）低脂饮食：限制动物脂肪（如猪油、牛油等）、高胆固醇（如蛋黄、鱼子、动物内脏、肥肉等）的摄入。应该用富含不饱和脂肪酸的植物油代替。植物油可以促进胆固醇排泄，降低血中胆固醇，减少动脉硬化的发生。

（3）限制总热量、控制体重。

（4）蛋白质的总量不宜过高。每日摄入的蛋白质提供的热量应该不超过总热量的 15％，每日摄入蛋白质总量应该不超过 70g。但是也不能不摄入蛋白质，因为近年来的研究表明，人体内蛋白质摄入不足也同样会诱发脑血管疾病。

(5)吃富含膳食纤维的食物,以防便秘。同时,应该适当摄入各种维生素以及矿物质。

81 血黏度检查正常就不会发生脑卒中

认知误区

脑卒中是"血稠"引起的,平时应该经常性检测血黏稠度,只要血黏度检查正常就不会发生脑卒中。

正解与忠告

脑卒中是由多种原因所致的脑动脉堵塞或破裂出血而导致的相应部位的脑组织损害,从而引起一系列的临床表现。因此不是由于血黏度增高、血脂异常这个唯一的因素引起的。

脑卒中主要有以下几种危险因素:

(1)与脑卒中发生相关的疾病:高血压病、动脉粥样硬化、心脏病、糖尿病、血脂异常、高同型半胱氨酸血症,其中调整血压和血脂、抗动脉粥样硬化是预防脑卒中的最重要环节。

(2)不良生活习惯:如长期吸烟、酗酒,喜食动物性脂肪,长期服用雌性激素(包括口服避孕药)等。

(3)肥胖、焦虑、易怒等不良心态、心境。

(4)还有一种是不能通过人为措施改变的危险因素,是与生俱来的,包括种族、性别、年龄等。比如年龄越大,脑卒中的发病率越高。再比如:不同种族脑血管病发生率和死亡率差别较大,黑人脑血管病的发生率比白人高4~5倍。中国和日本等亚洲国家脑血管病发生率较高。

因此,并不是血黏度检查正常就一定不会得脑卒中,而是一个人上述危险因素具备的越多,得脑血管疾病的几率也就越大。

82 输液好，有病治病，无病防病

认知误区

血液黏稠在秋冬季节易发血栓，而定期输注一些疏通血管的药物，可以预防脑血管病发作。

正解与忠告

秋冬季虽是脑血管病的高发期，但是仅靠这种输液来预防脑血管病是没有科学依据的。脑血管病要依据病因综合防治，单靠一两种药不能起到预防的作用。

另外，输液会增加感染机会和输液反应，即使最好的输液药其纯度也并不是百分之百的。因此，输液预防本身就可以增加感染机会和输液反应（如发热、肺水肿、静脉炎、空气栓塞等）。输液过程中，进入血管内的杂物可引发血液感染，造成血管内皮损伤，损伤之处可导致脂肪沉积，致动脉粥样硬化，久而久之可形成新的梗死。

脑血管病的发病因素很多，可分为两大类：一类是能改变的危险因素，另一类是不能改变的危险因素。能够改变的危险因素，只要认真对待就能防患于未然。这些因素是：高血压、吸烟、糖尿病、高血脂、嗜酒和药物滥用、肥胖、久坐不动的生活习惯。有些脑血管的危险因素是不能或不容易控制的，这些因素是：年龄、性别、种族、地理环境、遗传因素等，如高龄、男性、黄黑种族、寒冷环境、有遗传家族史的发病率相对较高。所以，控制发病的危险因素、合理膳食、适量运动、心理平衡是预防脑卒中的有效方法。

北方地区气温变化大，正是脑血管病的高发地区，希望老年人及既往有脑血管病患者注意适时增减衣物，且要在医生的指导下根据个人具体情况寻找和去除危险因素。一旦出现头痛、头晕,面部、肢体麻木无力等症状要"即刻"到神经内科就诊,做到早发现、早预防、早治疗、早康复,就诊越及时,治疗和愈后效果越理想。

83 吸烟与脑卒中无关

认知误区

我国烟草的消费量很大,吸烟的危害不容小觑。随着媒体的健康知识的普及,越来越多的人都能认识到,吸烟是慢性支气管炎、肺气肿和慢性气道阻塞的主要诱因之一,而且长期大量吸烟与肺癌的发生有非常密切的关系。但吸烟与脑血管病无关。

正解与忠告

吸烟不仅仅是引起肺部疾病的病因,也是脑血管疾病重要的危险因素之一,其可使卒中发生的危险加倍。目前全世界吸烟人群超过 10 亿,其中大部分在发展中国家,发展中国家几乎有 1/3 吸烟者死于心脑血管疾病。在西方人群中,吸烟与卒中关系很明确,吸烟者发生卒中的相对危险度值为 1.33～2.50。一项研究显示吸烟者发生缺血性脑卒中的相对危险度是非吸烟者的 1.9 倍,蛛网膜下腔出血为 2.9 倍。另一项对中国人群吸烟与卒中危险的研究也发现吸烟是脑卒中的独立危险因素,两者存在剂量效应关系。此外,被动吸烟也可增加卒中风险。

烟草中含有大量尼古丁,可促使肾上腺素和去甲肾上腺素的释放,进而引起血管收缩及痉挛,血流阻力增大造成血管壁的损伤,同时肾上腺素可促使血小板聚集。吸烟可引起血黏度增高,如红细胞压积升高、红细胞变形能力降低和聚集性增强。吸烟促发脑卒中的病理过程是随着时间的推移,吸烟量的增加,血黏度升高并达到一定阈值,机体调节能力下降,易导致卒中的发生。

有效预防卒中发生的措施可包括不吸烟并且避免被动吸烟,

已经吸烟的人群戒烟同样可以降低卒中风险。研究显示戒烟后2年卒中风险明显下降,5年后接近不吸烟的水平。除了个人戒烟外,应该继续加强宣传教育,提高公众对吸烟危害的认识。促进各地部门制定公共场所禁止吸烟法规,设立禁烟区和特定吸烟区,减少被动吸烟的危害。

84 喝酒能预防脑血管病

认知误区

有的高血压患者发现,喝酒后测血压会比平时低,因此认为酒可以降血压;另外,中医认为酒具有活血化瘀的功效,可以软化血管。既然喝酒可以扩张血管降低血压、软化血管,那就应该建议所有人都喝酒,而且应该多喝,只要不喝醉就行。这样非但不会导致脑卒中,甚至还可以预防脑卒中。

正解与忠告

目前研究已经证明,大量饮酒是脑卒中发生的一个危险因素。饮酒量与总体卒中风险之间存在一种 J 型关系,即少量适度饮酒有血管保护作用,而大量饮酒会增加卒中危险。饮酒与出血性脑卒中风险之间存在线性关系。少量适度饮酒与 HDL－C 水平增高、血小板聚集减少、纤维蛋白原浓度降低以及胰岛素敏感性和葡萄糖代谢增高有关。大量饮酒可导致高血压、高凝状态、脑血流量降低。

目前认为过量饮酒可通过下列途径促发脑卒中。大量饮酒后,血中酒精可以直接刺激血管壁,使血管壁失去弹性,还能刺激肝脏,促进胆固醇和甘油三酯合成,进而导致动脉粥样硬化。并且可以导致肝功能下降,进而引起凝血因子缺乏,纤维蛋白溶解活动增加、血小板生成减少,使出血时间延长而发生出血性脑卒中。饮酒后利尿增强而导致脱水,由于脱水,血液浓缩,有效血容量和血流量减少,血液黏稠度增加,促发脑血栓形成。饮酒还可以引起交感神经兴奋,血管收缩物质释放增多,使血压增高。所以高血压患者若大量酗酒,可以使血压进一步增高并对血管造成严重损害,且比一般的高血压患者更加容易触发心脑血管疾病及其他并发症。

按照卒中防治指南,饮酒应适度,不要酗酒。男性饮酒者每天喝白酒应＜50ml(一两),啤酒＜640ml(一瓶),葡萄酒＜200ml(四两);女性饮酒量应减半,孕妇禁止饮酒。但是,不饮酒者不提倡用少量饮酒的方法预防心脑血管疾病。

85 脑血管病患者输液越慢越好

❓ 认知误区

静脉输液加重心脏、肾脏的负担,因而静脉输液越慢越好,这样有利于保护患者心脏、肾脏,有利于患者恢复。

正解与忠告

输液速度过快,其结果往往不仅影响药物疗效,产生致热、过敏、恶心、呕吐以及药物的毒副作用增强等不良反应;而且可能造成肺水肿、心衰、昏迷等严重并发症。特别对老年心衰患者,往往可以威胁到生命。但并不是说静脉输液都应该慢,由于输液目的不同,输液的速度也就各异。例如碰到脑水肿病人,急需脱水,一般应用甘露醇时就应快速滴注,在血液中迅速形成高渗透压,使组织中的水分渗透到血管,才能达到组织脱水消肿的作用。此外,在使用大剂量抗生素抢救严重感染时,如果不足量迅速滴注,血液达不到峰值浓度,杀菌效果受到影响。至于在抢救休克时,特别是在抢救低血容量休克时,更应快速静脉补液扩容。必须指出的是,即使是在同一病人、同一药物、同一治疗时,在不同时刻,输液的速度也有所不同,如在抢救休克用血管活性药物时,则应根据病人的血压与全身情况的变化而随时调整点滴速度。因此,正确的点滴速度,不应简单地说"快好",或是"慢好"。应该是具体情况具体分析,根据每个病人疾病情况、脏器功能、年龄、体质、治疗目的以及药物性能而决定具体的点滴速度。

86 脑血管病输液应该在不能动的肢体上

认知误区

脑血管病患者因烦躁或意识障碍等,肢体活动过多,容易漏针,针扎在动不了肢体上容易固定,输液过程中液体外渗几率小。

正解与忠告

临床护理工作中常规采用健侧肢体静脉输液。有资料提示,偏瘫老年人患侧肢体输液渗漏发生率明显高于健侧肢体,因为:

(1)患肢血液循环缓慢输液可增加循环的压力,瘫痪肢体都不同程度存在血管舒缩运动障碍及血管壁的渗透性改变,加之肌肉辅助收缩的功能减弱,如果选择患肢输液,则容易因血流缓慢、血液堆积、液体外渗,出现肢体肿胀、静脉炎、肩手综合征等并发症。

(2)选择患侧肢体输液不仅加重肢体肿胀,使血液循环障碍肢体供血不足,导致关节粘连而使瘫肢疼痛加剧,而且患肢长时间得不到被动活动,不利于患肢功能的恢复。

(3)另外在患肢进行静脉输液及深静脉穿刺、深静脉置管等操作,会造成静脉内皮细胞损伤,成为增加深静脉血栓形成的诱发因素,使用对静脉有刺激性强的药物时,也可导致血管通透性增加,导致药物外渗,更应注意。因此,如非特殊情况,输液时尽量选用健侧肢体,禁用患肢输液。

对老年脑血管病患者静脉输液时,常存在穿刺困难、易渗液、易发生输液反应及不良反应等问题,静脉穿刺前仔细选择血管、在操作过程中根据不同情况的血管选择不同的穿刺方法、输液过程中加强护理，能有效避免以上各种问题，防止意外及不良反应的发生，保证输液质量。

87 脑血管病患者测血压次数越多越好

❓ 认知误区

血压很重要，要经常测，测得次数越多越准确。

📄 正解与忠告

现在很多人家中都配备了便携式血压计，方便随时监测血压。经常测血压一方面能够了解自己血压的变化规律，配合医生根据病情调整给药的种类、剂量、频度和时间。另一方面，遇到紧急情况，血压突然升高，也能为医生诊治病情提供参考。但太频繁的测量血压，会导致情绪紧张、焦虑，心理负担加重，引起交感神经兴奋、血管收缩，这会"催"着心脏快跳、血管压力增大，导致血压增高。况且按照血压升高的假象，轻率地服用过多的降压药，反而会因为血压骤降或过低而导致脑组织供血不足，进而引起缺血性脑损害和对心脏产生不良影响。人体血压在不同时段有波动，这是正常的。一般夜间血压较低，清晨起床后血压升高，形成清晨血压高峰。此外，人在一天中，吃饭、活动、心情不愉快、极度兴奋等都会使血压产生波动。专家提醒，测量血压时方法要正确。一天当中，通常在 8 时左右和 16 时左右这两个时段测量。推荐使用臂式血压计，袖带紧贴上臂，松紧适宜，袖带下缘距肘关节内侧 1—2 厘米。室内温度要适宜，不能过冷过热。环境要相对安静，患者先休息 5 分钟，保持坐位测量。如果感到头晕等不适症状，可以根据病情和医生要求，适当增加测量频率。在服用降压药期间，最好弄清降压药的降压作用是短效还是长效，然后再根据有效时间测量血压。一旦确诊高血压并需要药物治疗时，初始的一段时间内可每天测量 1～2 次血压，以观察降压疗效。需要注意的是，在服药前测一次血压很重要。进入随访阶段，血压已经基本平稳，无症状的话每周测一次血压即可，有症状随时测血压。如发现血压出现波动，或病人依从性差，可适当增加测血压频率，如每天早晚各测一次，或每周自测几次。

88 脑血管病要静养

❓ 认知误区

得病了要多休息，少活动。

📄 正解与忠告

脑卒中急性期康复是脑卒中治疗中一个重要组成部分，但常被临床医师和家属忽视，而重点放在药物治疗上，强调静卧不动。目前，运用药物治疗脑血管疾病导致的功能障碍效果并不理想，而实施有效的功能锻炼和康复治疗临床效果较为显著，能够更好的促进患者的功能恢复，提高生活质量。有研究显示通过患者积极的功能锻炼大约 50～60％ 的病人在发病之后可以恢复到生活自理，80％ 可以重新获得行走的能力。有一部分医生和病人由于对康复了解不够，认为康复是后期的工作、是可有可无的，认为只有待患者神志清醒，能够起坐、进食后，才能开始康复。其实偏瘫的康复宜尽早开始，在病人生命体征（如呼吸、血压、脉搏、瞳孔改变等）平稳、神经症状不再发展 48 小时后，一般来说脑梗死发病后 2～3 天，脑出血可稍推迟至 7～10 天左右，在神经内外科病房药物治疗的同时，就可以而且应该循序渐进地对患者进行早期、科学、合理的床边康复治疗。

一些症状较轻的脑梗死患者经过治疗后可以完全康复，不留后遗症，不影响正常的生活，可以继续从事些简单的工作，比如文职类工作，不可从事司机、搬运工等工作，工作同时要避免劳累，积极锻炼身体,预防复发。一些症状较重的患者,特别是老年患者,都存在或多或少的生活不能自理的问题,每天需要有人陪护,来协助患者完成自理活动,对今后肢体功能的恢复悲观失望,有的甚至害怕遭到家人的嫌弃而情绪低落,更有甚者不配合医护人员的治疗。这种心理负担严重影响了患者的康复进程和效果,医护人员和家属应该主动接近患者,与其交流思想,介绍重症患者成功康复的事例,说明肢体功能的恢复需要一个过程,同时说明功能锻炼的重要性和必要性,必须具备坚强的毅力,持之以恒,发挥自身的潜能,加强功能锻炼,激发患者的热情,促使其主观努力,乐于接受康复治疗。同时鼓励患者寻求家人帮助,增进患者自我照顾的能力和信心,提升生活能力。

89 脑血管病患者不能多说话

❓ 认知误区

生病了说话不清,就少说些话,多休息。

✅ 正解与忠告

脑血管病患者中有 20% 左右的人有言语障碍,主要表现为失语、语言辨别障碍、失读和失写。不管哪种情况,都会严重影响患者的日常生活能力,因此对语言障碍的康复训练十分必要。无论是医护人员还是患者家属,都应该积极而耐心地有计划地帮助患者恢复说话能力。首先教他用喉部发"啊"音,也可以让他用嘴吹火柴诱导发音,因唇音最易恢复,接下来进行舌肌、面肌、软腭和声带运动的训练,以使语言肌肉的功能得以恢复。能发音的患者,先训练跟着念字和词汇,然后可以独立练习,由易而难,由短而长。还可以给患者一面镜子,让他看别人的口型,对着镜子随时矫正。当患者的读音基本独立时,让患者听常用词句的前半句,让他说出后半句。

在教患者说话的过程中,对患者要热情、细心、耐心,要不断鼓励患者,帮助患者克服困难,发音训练最简单的方法是结合日常生活鼓励患者多与人交谈,最大限度的恢复说话功能。言语障碍的患者因为病因、障碍程度、文化素质、个性特征等不同而产生不同的心理活动,但共同之处是他们不同程度地丧失了言语交际的功能,变得敏感、自卑、焦虑等,做好心理护理是促进患者全面康复的保证。要尊重、理解患者,保护患者敏感的自尊心,生活上给予照顾,心理上给予支持引导,对患者的微小进步给予表扬,帮助患者建立康复的信心。

90 翻身容易导致脑出血患者病情加重

❓ 认知误区

脑出血要绝对卧床,躺在床上不能动,如果翻身有可能导致病情加重,甚至导致再次出血。

正解与忠告

脑出血患者需要绝对卧床是指患者不能下床活动。患者在陪护人员的辅助下翻身护理是脑出血长期卧床患者的必要工作,不仅不会导致病情加重,还会促进患者的恢复。翻身的好处在于预防坠积性肺炎、深静脉血栓、压疮等严重并发症,还可以减少静止不动所导致的痉挛、畸形和压迫性麻痹。

预防压疮:加强皮肤护理,预防压疮的发生。每日擦澡,注意皮肤清洁、干燥,床铺平整,及时更换湿衣裤、尿垫。定时翻身,至少每2小时1次,翻身时动作轻,不可牵拉皮肤,以防损伤皮肤。对骨骼等易受压部位使用气垫床或海绵等物品垫起,改变受压点加以保护,或者在必要的时候使用减压贴,以预防压疮。

防治坠积性肺炎:注意保暖,鼓励咳痰,注意按时翻身拍背、排痰和转换体位。

预防深静脉血栓：卧床期间定时翻身，更换体位，避免膝下垫枕使髋部过度屈曲，以免压迫静脉，影响回流。注意观察双下肢有无颜色改变、水肿、浅静脉怒张和肌肉有无深压痛，鼓励早期进行床头肢体功能锻炼。

预防痉挛、畸形和压迫性麻痹：尽早进行主动或被动运动及适当的功能锻炼，将关节、肢体放于一定的功能位置并及时更换体位；应用药物、理疗或关节功能牵引等措施减轻肢体疼痛；这些方法是阻止挛缩发生的重要措施。

91 脑血管病患者留置导尿方便照顾

认知误区

病人瘫在床上了，插个导尿管，床不容易湿，好照顾。

正解与忠告

留置尿管是医院采用最常见的临床处置措施之一，但导尿管留置体内会产生尿道感染，所以应严格掌握导尿指征，尽量不插尿管。

必须留置尿管时，应做好护理工作，以达到有效降低泌尿系感染发生率。

（1）严格掌握导尿指征，缩短留置尿管时间。尿管在插入尿道的过程中易损伤尿道黏膜，破坏尿道的防御屏障，同时长期保留尿管的患者因导管壳垢引起尿管阻塞，使尿液引流不畅或尿液从尿管旁流出引起泌尿系感染。

（2）严格无菌操作。在导尿过程中应严格无菌技术，遵守操作规程，避免表皮细菌的带入，造成尿道口的感染。

（3）保持外阴部清洁、干燥，每次大便后清洗尿道口及会阴部，发生尿道口污染后，应进行早期局部治疗，防止细菌逆行感染。

（4）保持引流尿液通畅。随时注意观察尿液颜色、尿量、注意避免尿管、引流管弯曲受压，保持引流通畅；尿管及引流袋应妥善固定,保证引流位置正确,引流管和集尿袋不能高于膀胱的位置,防止发生尿液的逆流,留置尿管超过 1 周者,每周更换尿管及抗返流引流袋。同时在病情许可的情况下鼓励患者多饮水,多排尿,使每日尿量 > 2500ml,达到生理性膀胱冲洗。

(5)在留置尿管的过程中,患者自己也是导致泌尿系感染的重要因素之一。如患者过多活动,导致尿管触及尿道壁,导致尿道黏膜破溃,削弱了尿道黏膜对细菌的抵抗作用,同时不能将半脱出的尿管重新插入尿道,或者尿管与引流袋衔接处脱离时又擅自接回,这些都是泌尿系感染的重要因素。

92 脑血管病不能下胃管

认知误区

下胃管人太受罪,能不下就不要下,同时下了胃管患者以后就不能吃饭了。

正解与忠告

球麻痹分为真性和假性两种。通常把延髓病变所致者称真性球麻痹,大脑等病变所致者称为假性球麻痹。它可由多种疾病损伤相应脑组织而致病,如脑梗死、脑出血、脑炎、脑外伤、脑变性病、脱髓鞘病、脑肿瘤等,其中以脑血管病所致者最多。这一类脑血管病主要表现为吞咽困难、饮水呛咳、声音嘶哑,尤其是越稀的越呛咳明显,稍有不慎就会导致吸入性肺炎,甚至是窒息。对于这类患者解决其饮食问题最有效和最直接简单的办法就是给予下胃管,通过鼻饲胃管给予水分及营养的补充。

留置胃管进行鼻饲饮食时的护理注意事项:

(1)灌注饮食前后要注意观察胃管是否在胃中。在病人剧烈咳嗽,或出现呕吐反射时,可使胃内压上升而发生返流现象,有可能使胃管脱出而盘绕在口腔内。

（2）每次鼻饲前应先回抽。有胃液时，观察有无消化道出血或胃潴留（如血性、咖啡色或空腹胃液大于 1000 毫升），此时应停止鼻饲，待症状好转后再行鼻饲。如无异常可缓慢注入少量温开水（20～30 毫升），然后再灌注鼻饲药物或流食。药物应将药片研碎，溶解后灌入。鼻饲速度应缓慢，并随时观察病人的反应。每次抽吸饮食时应将胃管返折，返折胃管可避免空气进入胃内造成腹胀。

（3）鼻饲后用温水 30 毫升冲洗胃管，避免食物残留在胃管内发酵或变质，引起病人胃肠炎或堵塞管腔。

（4）每次胃管鼻饲可以进食 300ml 左右，每次间隔 1.5～2 小时左右，一天普通人应该通过鼻饲进食 2500～3000ml。

（5）在患者留置胃管的同时可以通过口腔进食少量松软食品及水果。

（6）主动与被动活动，如床上肢体运动、坐轮椅在室内、外活动，主要是促进肠蠕动利于消化吸收。

（7）注意口腔清洁。每日做口腔护理，可以保持口腔清洁、湿润、预防口腔的溃疡以及感染等并发症；还可以防止口臭、口垢，同时通过对口腔进行护理，可以观察口腔的变化，及时发现有无溃疡、口臭、或者感染等。

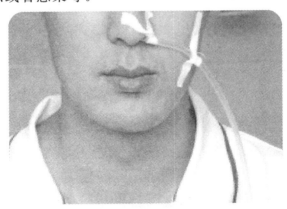

鼻饲饮食

93 脑血管病都需要吸氧

认知误区

吸氧保健,氧气足、百病消,得了脑血管病都要吸氧。

正解与忠告

在临床上,氧气是药品,需要在医生处方下使用,要根据患者病情的不同,来确定吸氧的流量、时间和次数。人在出现缺氧时需要增加摄氧浓度来对疾病进行治疗或辅助治疗,目标是保证动脉血氧分压在 60mmHg 以上,或者动脉血氧饱和度 90% 即可。氧气是人体生命所需,但绝非多多益善,科学家研究发现,动物吸入纯氧会出现中毒表现,人也一样,如果让人体进入一个大气压的纯氧环境中,超过 24 小时就会发生氧中毒型肺炎,最后因呼吸衰竭而死亡。

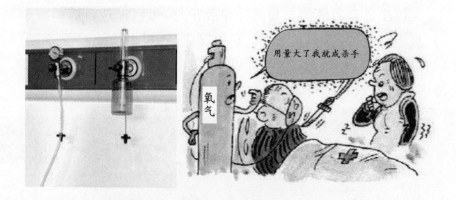

吸氧短期内对组织细胞的修复有利,但长期吸氧会起相反作用,氧气在人体正常新陈代谢过程中参与各种营养物质的代谢,是机体能量生成最不可少的基本条件。但在这一过程中仍有极微量的毒性副产物,即活性氧自由基的生成,活性氧自由基具有极活泼的化学特性,平时生成量极少,损害极微,但如果吸氧过

多,氧自由基生成过多而不能及时消除,则会对健康带来危害。最新的研究资料表明,活性氧自由基与 60 多种疾病有关,绝大多数中老年疾病,包括心血管病、癌症、衰老等都与其有关。所以吸氧多了危害身体,要想让自己更健康,可以经常性地进行一些有氧运动,比如游泳、跑步等,以加强心肺功能的锻炼,提高自己的肺功能,而不是盲目吸氧。

94 脑血管病瘫痪患者压疮不可避免会出现

认知误区

生活不能自理,长时间卧床的脑血管病患者没办法预防压疮。

正解与忠告

及时识别压疮的危险因素,采取预防措施,通过有效预防与护理,压疮发生率能大大地降低,绝大部分患者的压疮是完全能够预防的。

首先,促进易发部位血液循环,最简单、最有效的预防措施是定时翻身,检查身体皮肤情况。至少每两小时一次更换体位,条件允许,可以使用气垫床。虽然气垫床可以缓解身体长期受压,但是,我们是不提倡使用气垫床来代替翻身进而预防压疮的,使用气垫床后还是要积极的翻身,不然,对预防压疮没有作用的。其次,保持皮肤整洁干燥。有些患者大小便失禁,受压部位受到尿液,汗液,分泌物的浸润,长期卧床使皮肤弹性差,机体抵抗力低,极易造成皮肤破溃引发感染。避免局部潮湿等不良刺激,保持患者皮肤、床单和被服的干燥是预防压疮的重要措施,对小便失禁、出汗及分泌物多的及时清洗,及时更换床单、尿垫。再次,确保蛋白质,维生素和水分的摄入。营养不良,皮肤弹性就差,无法对抗外界压力,低蛋白血症是压疮好发因素。因此要保证蛋白质及高维生素和热量的摄入,多吃水果蔬菜。重症患者静脉补充,以增强机体抵抗力和组织修复能力,有利于减少压疮发生。所以,卧床患者应该进食富含蛋白质和维生素的食物,保证营养素的供给,提高机体和皮肤的抵抗力。最后,可以使用软枕或者抱枕将容易受压的骨突起处垫起来,比如平躺时在小腿下部至脚腕处放软枕将足跟垫起来,侧卧时在两膝之间放软枕,防止两膝受压。之前临床上有患者使用气圈垫在臀部,防止骶尾骨受压,但是效果不好,气圈边缘反而压迫周围皮肤组织,所以,现在已经不提倡使用了。防止骶骨尾骨受压最好的办法还是翻身侧卧。

95 压疮伤口越干越好

认知误区

已发生的压疮,创面干爽有利于愈合。

正解与忠告

压疮,也称压力性溃疡,是指局部组织长期受压,血液循环障碍,组织营养缺乏,致使皮肤失去正常功能,从而引起组织破损和坏死。它的发生不仅给患者带来了痛苦,且常因久治不愈,给医疗护理带来了巨大的压力。近年来,国内外在压疮的局部治疗方面提出许多新概念、新方法,特别是在压疮湿性愈合理论的研究和临床应用方面进展较快。过去普遍认为伤口愈合需要干燥环境和氧气的作用,但在临床护理过程中发现干性愈合由于愈合环境差,不仅容易使伤口脱水、结痂,不利于上皮细胞爬行,而且使生物活性物质丢失,造成愈合速度缓慢。1962年英国动物学家Drgeoge winter首次证实了湿润环境中表皮细胞能更好地繁衍、移生和爬行,能加速伤口愈合的过程,从而产生了全新的湿性愈合理论,在无菌湿润条件下有利于创面上皮细胞形成,促进肉芽组织生长和创面的愈合。这一发现不仅为现代湿润创面处理理论奠定了基础,同时亦促进了湿性伤口愈合在护理技术方面的应用。在过去的 40 多年中,大量研究报告证明,运用湿性愈合理论治疗慢性伤口大大缩短了伤口愈合的时间,降低了潜在并发症发生的危险,减少了护理人员工作时间,显著提高了临床经济效益。压疮发生后创面用湿性疗法,根据压疮伤口的不同阶段、不同情况,选择与之适应而有效的湿性敷料,积极治疗原发病,给予患者全身支持治疗并加强局部护理,如保护创面、适时翻身、保持床单干燥平整等,促进伤口愈合。

96 脑血管病介入治疗后不能动

? 认知误区

介入治疗术后 24 小时不能动,这样可以避免穿刺点出血。

正解与忠告

介入治疗是介于外科、内科治疗之间的新兴治疗方法,是利用现代高科技手段进行的一种微创性治疗。它是在医学影像设备的引导下,将特制的导管、导丝等精密器械,引入人体,对体内病变进行诊断和局部治疗。目前介入治疗已经广泛应用于临床,在脑血管病治疗上主要有狭窄血管支架成形术、脑血栓形成急性期的动脉溶栓术等。患者过早过多运动下肢、局部压迫止血不充分易发生假性动脉瘤,术后应嘱患者卧床,大小便在床上进行,术后患者穿刺部位加压包扎压迫 6～8 小时,手术侧限制肢体活动 24 小时。但长时间以同一姿势卧床会使患者腰背部感到酸胀疼痛,术后 8 小时可以翻身,侧卧与平卧交替,体位的变动以患者感到舒适为准,同时背部垫软枕,骶尾部予软垫减压保护,每 2 小时给患者予肩部、腰背部按摩,力量均匀、缓慢,避免用力过度,对侧肢体可适度弯曲。保持术侧下肢伸直,双下肢给予按摩,使其身心放松,提高睡眠质量。多和患者沟通,发现有不良情绪时,应及时给予疏导。重视患者家属和亲友对患者的心理支持作用,尽量让家属陪护。将舒适护理融入脑血管介入围手术期护理过程中,减少了患者围手术期的并发症,提高了患者的满意度。

97 脑血管病介入诊疗前、后应该禁食

认知误区

介入治疗是手术,术前、术后应该禁食、禁水。

正解与忠告

全脑血管造影术是神经内科最常用的诊断操作技术,是评价脑血管状态的"金标准",现已在各大医院广泛开展。在临床实践中,我们发现造影术前禁食禁水时间过长容易导致一些并发症的发生。

美国麻醉医师协会(ASA)修订后的术前禁食指南,规定任何年龄患者术前可以进饮不含乙醇,含少许糖的透明液体,如清水、茶、咖啡、果汁等;因此,没必要对健康的择期手术患者禁饮 3 小时以上。全脑血管造影术仅为局部麻醉,全身情况受麻醉药物影响极小,因此禁食禁水时间应有所缩短或不需要禁食禁饮。另外,全脑血管造影患者的年龄偏大,老年人的体液总量减少,细胞内液绝对量亦减少,在一定程度上存在着脱水倾向。老年人对体液的调节功能也减退,因此老年人在长时间禁食禁水情况下进行有创手术更易出现血液动力学紊乱或障碍而发生虚脱甚至休克。对全脑血管造影术患者,尤其是老年患者,要尽可能缩短术前禁食禁水时间,当天早餐仍可进食半流食物,但摄入量为平日的 70%,而对于手术危险性或极有可能发生误吸的患者可适当延长禁食禁水时间,但应适当静脉补液,以减少血容量不足而造成的低血压等发生。

98 便秘是小问题

认知误区

老年人胃肠道功能差,另外,得病后长期卧床,缺乏运动,胃肠道蠕动慢,很容易便秘,这是常见现象不要紧。

正解与忠告

便秘给患者带来痛苦,用力排便,还会升高血压,引发脑出血,所以老年人一定要注意预防便秘。

首先,在饮食上,适当减少主食,每天多吃一些含粗纤维的食物。比如绿色蔬菜(尤其是蔬菜叶子)、水果(其中香蕉是不错的选择,香蕉对通便有很好的效果,它富含钾,对老年人心血管有很好保护作用)、燕麦、玉米等粗粮也可以预防便秘,同时,避免食物过干,多饮水,血糖不高者,可以喝少量蜂蜜,蜂蜜要生吃或者用低于 40 度的温水冲服,不可用开水冲服。

一般便秘经过饮食调整就可以改善,如果饮食调节无效者,可以使用开塞露,在有便意时,将一到两个开塞露挤入肛门,或者肥皂条湿润后塞入肛门,尽量保留直到便意急迫时。也可以口服香油或者石蜡油 30ml,或者甘露醇 250ml,或者果导片 2~3 片。

用药尚且无效时,可以通过灌肠来缓解,灌肠是治疗便秘很有效的方法,但是在临床上,好多患者在灌肠后容易肠道功能紊乱,腹泻和便秘交替出现,所以灌肠也要看情况使用。常用的灌肠液是 0.1% 的肥皂水 1000ml,温度以 37~40℃ 为宜,将灌肠管插入肛门 7~10 厘米,将灌肠液缓慢流入肛门,保留 5~10 分钟后排便。

99 癫痫患者抽搐发作时应该掐人中

认知误区

癫痫患者抽搐发作时掐人中能中止发作。

正解与忠告

有不少家属在发现脑血管病患者癫痫发作时常常会使劲掐患者的人中，力求尽快终止发作，有时会将人中掐出血及造成皮下瘀斑而发作并不能中止。需要注意的是癫痫发作是由于大脑异常放电引起的，对于一次已开始的发作，目前是没有办法使其立即终止的，只有当大脑停止放电发作才会停止。有时掐人中穴发作停止，实际上是异常放电已停止。所以遇到患者抽搐发作，不要去掐患者的人中，即使掐人中对患者也毫无益处。

癫痫发作时首先应迅速让患者平卧于床上，或就近躺在平整的地方，如果患者在动态时发作应抱住患者缓慢就地放倒，避开危险物，以防突然倒地而摔伤头部及身体。要保持呼吸道通畅，解开衣领、领带、裤带，头及身体偏向一侧且下颌稍向前，清理呼吸道分泌物，取下假牙。其次做好安全保护：用毛巾、手绢、筷子等随手能拿到的用品置于患者口腔一侧上下臼齿之间，注意应抢在出现抽搐症状前垫入，当患者已出现牙关紧闭痉挛期时不要强行垫牙垫，尤其是硬东西，防止牙齿脱落或牙齿破碎，误入呼吸道而引起窒息，也不要将手指垫入牙齿间而造成手外伤。虽然有时会因发作咬破舌头，口吐血沫，但一般较轻可以自愈。要适度扶助患者手、脚以防自伤以及不要紧握患者肢体及按压胸部，防止给其造成人为的外伤及骨折。在出现癫痫发作时，无论我们用多大力量，也不能缩短抽搐时间。有些患者虽然抽搐时间很短，但意识完全恢复还需一定时间，特别是对于处于朦胧状态的患者，可能会出现一些无意识无目的的冲动、破坏、攻击行为可能会发生自伤、伤人、自杀、杀人、毁物等,此时应限制患者的行为,确保安全。一般的患者可自行缓解。如果发作频繁或连续发作应迅速把患者送往医院。

100 脑血管病急性期多休息,不能锻炼

认知误区

脑血管病人应该等病情稳定了再实施康复锻炼。

正解与忠告

相关文献报道指出脑血管意外患者病情稳定1～2周后即可在护理人员指导下增加肢体活动范围。

急性脑血管疾病患者在急性期就可以实施适当的康复训练,在发病的当天即可以进行适当的康复护理,当患者的生命体征及病情稳定后,适当按摩患侧的肢体,以免关节发生脱位、关节挛缩以及肌肉萎缩等现象,但要注意按摩的顺序,由远心端向近心端进行,可适当进行物理疗法以及针灸等,帮助肢体功能恢复,如患者出现语言功能障碍,早期可进行录音播放,从单个发音教起,逐渐过渡到短语,尽可能的恢复语言功能。对脑卒中患者实施体位护理是康复护理过程中的一项重要内容。让患者保持良好姿位能够有效的抗痉挛,防止出现异常肌紧张现象。定时为患者翻身,可在患者的身下适当垫枕头,让患者感觉到舒适。如患者出现偏瘫症状,应取患侧卧位,但要将患侧的上肢前伸屈曲与身体错开,而患侧髋部要伸直,以免出现髋屈曲性挛缩,为患者恢复后的步行及站立提供有利的条件。护理人员要帮助患者摆好良好姿位,动作要轻柔,切记不可强力拖拉,以防出现关节脱位。在恢复期根据病情情况患者可由卧位训练过渡到坐位训练,鼓励患者自行完成日常生活动作,在活动过程中注意姿势,保持身体各关节运动的范围适度,训练在床上大小便等等。

对脑血管疾病患者实施康复护理的最终目的是帮助其回到社会，提高其生存质量。

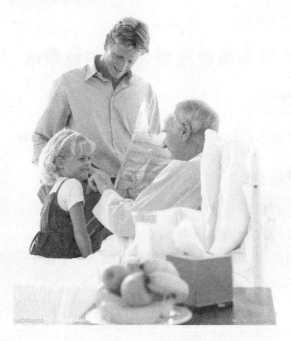